ORTHOMOLEKULARE MEDIZIN

GABRIELE SCHÜNKE /
DIRK KUHLMANN / WERNER LAU

# ORTHOMOLEKULARE MEDIZIN

## GRUNDLAGEN
## DER NÄHRSTOFFTHERAPIE

VERLAG BIO-MEDOC

CIP-Kurztitelaufnahme der Deutschen Bibliothek

**Schünke, Kuhlmann, Lau:**
Orthomolekulare Medizin - Grundlagen der Nährstofftherapie -
von Gabriele Schünke, Dirk Kuhlmann und Werner Lau. -
1. Aufl.- Lürschau: Bio-Medoc, 1991
ISBN 3-928486-02-0

**Wichtiger Hinweis:** Medizin als Wissenschaft ist ständig im Fluß. Forschung und klinische Erfahrung erweitern unsere Erkenntnisse, insbesondere was Behandlung und medikamentöse Therapie anbelangt. Soweit in diesem Werk eine Dosierung oder eine Applikation erwähnt wird, darf der Leser zwar darauf vertrauen, daß Autor, Herausgeber und Verlag größte Mühe darauf verwandt haben, daß diese Angabe genau dem Wissensstand bei Fertigstellung des Werkes entspricht. Dennoch ist jeder Benutzer aufgefordert, die Beipackzettel der verwendeten Präparate genau zu prüfen, ob die dort gegebenen Empfehlungen über Dosierung oder die Beachtung von Kontraindikationen von den Angaben dieses Werkes abweichen. Gegebenenfalls ist der Arzt zu befragen. Für Benutzer außerhalb der Bundesrepublik Deutschland gelten die Vorschriften der zuständigen Behörden.
Geschützte Warennamen (Warenzeichen) werden nicht besonders kenntlich gemacht. Aus dem Fehlen eines solchen Hinweises kann also nicht ausgeschlossen werden, daß es sich um einen freien Warennamen handelt.


Printed in Germany 1991
Umschlaggestaltung: Susanne Pertiet
Satz und Druck: Schleswiger Druck- und Verlagshaus GmbH,
2380 Schleswig

ISBN 3-928486-02-0

# INHALTSVERZEICHNIS

# VORWORT

Die erfreulicherweise schnelle Verbreitung der orthomolekularen Medizin in Deutschland hat zu einer Flut unterschiedlichster Fachliteratur geführt. Leider ergaben uneinheitliche Fachaussagen und -angaben bis hin zu Spekulationen über die Wirksamkeit orthomolekularer Substanzen Grund zu Verwirrungen und schaden damit der Sache der orthomolekularen Medizin.

Es schien uns deshalb wünschenswert und notwendig, die aktuellen Grundlagen der orthomolekularen Medizin aufzuarbeiten und sie in einer überschaubaren, auf das Wesentliche beschränkte und somit komprimierte Weise darzustellen und zu vermitteln.

Das vorliegende Buch ist für einen breiten Leserkreis gedacht. Es soll sowohl den erfahrenen Therapeuten, den Ernährungsphysiologen, den Apotheker, den Studenten der Medizin oder der Ökotrophologie, als auch den interessierten, kritischen Verbraucher und Gesundheitsbewußten ansprechen und ihnen ein solides Fundament geben.
Um die mehrfache Zielsetzung des Buches zu unterstreichen und vielen als geeignetes Nachschlagewerk zu dienen, wurde zusätzlich ein umfangreiches Glossar erstellt. Wir hoffen, damit die bestehende Lücke in der orthomolekularen Literatur schließen zu können.

Schleswig, im Frühjahr 1991 *Die Autoren*

# A. ALLGEMEINER TEIL

## 1. Definition, Wirkprinzip und Entstehung der orthomolekularen Medizin

Ein neues Naturheilverfahren gewinnt immer mehr an Bedeutung: die orthomolekulare Medizin. Das Prinzip dieser Methode ist so beeindruckend einfach und logisch, daß man sich wundert, warum sie bei uns in Europa erst jetzt stärker an Bedeutung gewinnt, in den USA ist sie bereits seit 1978 als offizielles Heilverfahren anerkannt.Der Begriff „orthomolekular" ist griechisch-lateinischer Herkunft und bedeutet soviel wie „richtige Moleküle". Der amerikanische Nobelpreisträger Linus Pauling, der seit vielen Jahren als Vitaminforscher bekannt ist, prägte diesen Ausdruck und definierte ihn 1968 in einem Artikel in der Zeitschrift „Science" folgendermaßen: „Orthomolekulare Medizin ist die Erhaltung guter Gesundheit und die Behandlung von Krankheiten durch Veränderung der Konzentration von Substanzen im menschlichen Körper, die normalerweise im Körper vorhanden und für die Gesundheit erforderlich sind."

Die richtigen Moleküle in der richtigen Menge sind also das Rezept für optimale Gesundheit. Mit diesen Molekülen sind Vitamine, Mineralstoffe, Spurenelemente, Aminosäuren und Fettsäuren gemeint, körpereigene Stoffe also, ohne die die vielen komplizierten Stoffwechselvorgänge in unserem Organismus nicht ablaufen können. Jetzt fragt man sich natürlich, wie man mit diesen Nährstoffen, die ja wesentliche Bestandteile unserer Nahrung darstellen, Krankheiten heilen will. Das Problem ist, daß die Therapien der Schulmedizin so fest etabliert sind, daß man sich gar keine Gedanken darüber macht, ob der

Körper bei permanenten Kopfschmerzen wirklich nach dem körperfremden Stoff Acetylsalicylsäure (Aspirin) verlangt. Was hier geschieht ist eine reine Symptombehandlung, die Ursache wird damit nicht behoben. Die orthomolekulare Medizin, die Dr. Bernhard Rimland (1979) etwas zu drastisch der toxikomolekularen (konventionellen) Medizin gegenüberstellt, legt den Schwerpunkt auf die Heilbehandlung mit Nährstoffen. Für diese Art von Arzneimitteln sind keine grausamen Tierversuche nötig, denn sie haben, da sie körpereigene Substanzen darstellen, so gut wie keine schädlichen Nebenwirkungen. Die Verdienste der Schulmedizin sind unbestritten sehr groß. Bei vielen Infektionskrankheiten zum Beispiel ist der Einsatz von Antibiotika unerläßlich, nicht umsonst ist die Lebenserwartung der Menschen so enorm gestiegen. Warum wird das körpereigene Immunsystem aber mit diesen Infektionen nicht fertig? Orthomolekularmediziner gehen davon aus, daß die Ursachen vieler Krankheiten in Nährstoffmängeln oder -ungleichgewichten zu suchen sind. Diese gilt es zu erkennen und durch Gaben entsprechender Nährstoffsupplemente (Nährstoffsupplemente stellen Arzneiformen dar, welche einen Nährstoff oder bestimmte Nährstoffkombinationen enthalten) zu behandeln, bzw. zu heilen.

Die Orthomolekularmedizin ist sicher nicht in jedem Fall eine Alternative zur Schulmedizin, auf jeden Fall kann man sie aber als sinnvolle Ergänzung betrachten.

Die Gründe für ihre Entstehung in den USA und Kanada liegen auf verschiedenen Ebenen. Schon früh erkannten Wissenschaftler, daß die schlechte Lebensmittelqualität in den USA und in anderen sogenannten zivilisierten Ländern sowie in Ländern, in denen schlechte Lebensmittelqualität mit der Zivilisation eingeführt wurde, die Gesundheit schwer schädigt. Massenherstellung von Nahrungsmitteln mit möglichst langer Haltbarkeit ist von der Lebensmitteltechnik auf billigste Art meist am leichtesten zu lösen, wenn große Nährstoffverluste in Kauf genommen und danach bestimmte Stoffe wieder hinzugefügt werden. Dies geschieht in den USA. Heute gehört ein Teil der amerikanischen Bevölkerung zu den qualitativ am schlechtesten ernährten Menschen auf der Erde. Die Folge ist eine rasante Zunahme der Zivilisationskrankheiten, auch bereits in jungen Jahrgängen, deren Behandlung Milliarden verschlingt. Das hat Forschungen nach den Ursachen dieser Krankheiten gefördert, so auch die Entstehung der Nährstoffwissenschaft: An gesunden, gut ernährten Versuchstieren haben Biochemiker künstlich Nährstoffmängel erzeugt und die dadurch entstehenden Krankheitsbilder durch Zugabe der entsprechenden Nährstoffe wieder geheilt. Diese Ergebnisse wurden laufend in Fachzeitschriften veröffentlicht, aber zunächst wenig beachtet. Erst als Ärzte diese Versuche an Menschen durchführten und Erfolge erzielten, wurde das Interesse zunehmend größer. Diesbezügliche Literatur geht bis in die 30er Jahre zurück. In den 40er Jahren war die Referenzliteratur schon sehr zahlreich, und danach nahm sie laufend zu.

1975 gründete Linus Pauling mit einer Gruppe orthomolekular interessierter Ärzte in San Diego die „California Orthomolecular Medical Society“. Bei der Konferenz der „International Academy of Preventive Medicine „in Kansas City, Missouri, wurde schließlich ein Gesetz unterzeichnet, wonach die Krankenversicherungen neben Schulmedizin- auch Orthomolekularmedizinbehandlungen vergüten müssen. Damit waren die Methoden offiziell anerkannt.

Der Schweizer Industrielle Lothar Burgerstein, der sich aus persönlichen Gründen seit mehr als 20 Jahren intensiv mit der Orthomolekularmedizin beschäftigt, hat bereits 1982 das erste deutschsprachige Buch zu diesem Thema auf den Markt gebracht. 1989 waren es in Deutschland trotzdem nicht mehr als ca. 300 Ärzte, die mit diesen Methoden arbeiteten.

**Informationsmöglichkeiten bieten:**
Orthim-Pharma GmbH
Lollfuß 43–45, 2380 Schleswig
Telefon (0 46 21) 2 69 01, Fax (0 46 21) 2 53 19

„Zentrum zur Dokumentation von Naturheilverfahren“,
Hufelandstr. 56, 4300 Essen
„Institut für Ausbildungsforschung GmbH“,
Postfach 1144, 8215 Marquartstein

# 2. Allgemeines zu den Nährstoffen und einige Beispiele für Wirkmechanismen

## 2.1 Vitamine

Vitamine sind für den Stoffwechsel von Mensch und Tier unentbehrliche (essentielle) organische Verbindungen, die vom Organismus nicht oder nur in ungenügendem Maße synthetisiert werden können. Deshalb müssen sie regelmäßig mit der Nahrung oder in Form von Zusätzen aufgenommen werden. In unseren Lebensmitteln sind sie in sehr unterschiedlicher Menge enthalten, und zwar als Vitamine oder als Vorstufe, sogenannte Provitamine, die im Körper in die entsprechenden Vitamine umgewandelt werden. Das bekannteste Beispiel ist das ß-Carotin, das auch als Provitamin A bezeichnet wird. Vitamin D3 dagegen kann in der Haut unter Einwirkung der UV-Strahlen des Sonnenlichts aus dem Provitamin Dehydrocholesterin, einem Stoffwechselzwischenprodukt, synthetisiert werden.

Vitamine spielen weder als Energielieferanten noch als Baumaterial für Körpersubstanzen eine Rolle, sondern erfüllen im Organismus vor allem katalytische oder steuernde Funktionen.

Die Einteilung der Vitamine erfolgt aufgrund ihrer unterschiedlichen Lösungseigenschaften: Fettlösliche Vitamine sind Retinol (Vitamin A), Calciferol (Vitamin D), Tocopherol (Vitamin E) und Phyllochinon (Vitamin K). Wasserlösliche Vitamine sind Ascorbinsäure (Vitamin C), Thiamin (Vitamin B1), Riboflavin (Vitamin B2), Niacin (Vitamin B3), Pantothensäure (Vitamin B5), Pyridoxin (Vitamin B6), Folsäure (Vitamin B9), Cobalamin (Vitamin

B12), Biotin (Vitamin H, dem B-Komplex zugerechnet) und Pangamsäure (Vitamin B15). Als vitaminähnliche Wirkstoffe werden Inositol, Cholin und Para-Aminobenzoesäure (PABA) bezeichnet, die in den USA ebenfalls dem B-Komplex zugerechnet werden sowie Carnitin (Trimethylamino-ß-hydroxybuttersäure, Vitamin T).

Wasserlösliche Vitamine können im Körper so gut wie gar nicht gespeichert werden. Sie zirkulieren im Blut, sofern sie nicht zu Reaktionen in den Körperzellen gebraucht werden.

Fettlösliche Vitamine sind vorwiegend in fettreichen Nahrungsmitteln enthalten, werden nur bei intakter Fettverdauung und Fettresorption in ausreichender Menge aufgenommen und können im Körper in der Leber und im Fettgewebe gespeichert werden. Aufgrund dieser Eigenschaften wurden die fettlöslichen Vitamine lange mit Vorsicht genossen, weil man Angst vor Schäden durch Überdosierungen hatte. Tatsächlich sind solche Schäden durch Vitamin E gar nicht bekannt, das Vitamin D ist nur als Vitamin D2 toxisch, das allerdings lange als Supplement verschrieben wurde. Es fördert nicht nur die Mineralisation des Knochengewebes, es entstehen auch gefährliche Calciumablagerungen in lebenswichtigen Organen (z.B. Nephrocalcinose), die in schweren Fällen zum Tode führen können. Das im menschlichen Körper und in den Nahrungsmitteln vorkommende D-Vitamin ist in der Hauptsache das Vitamin D3 (Cholecalciferol), bzw. seine Vorstufe, das 7-Dehydrocholesterin. In der Leber und in der Niere wird das Vitamin dann hydrolysiert zu 1,25-Dihydroxycholecalciferol, der wirkungsstärksten Form von Vitamin D. Heute ist in Nährstoffsupplementen und Vitaminpräparaten ausschließlich das Vitamin D3 enthalten, das als nichttoxisch bezeichnet werden kann. Bei Vitamin A kündigen sich Überdosierungen durch Kopfschmerzen an, das Provitamin ß-Carotin ist dagegen nichttoxisch, darum wird für hohe Dosierungen meistens das Provitamin verwendet.

Chemisch gehören die Vitamine zu verschiedenen Stoffgruppen und werden durch ihre Wirkung definiert. Nach ihren Funktionen lassen sie sich zwei große Gruppen unterteilen: Die B-Vitamine und Vitamin K katalysieren als Bestandteile von Coenzymen den Metabolismus der Kohlenhydrate, Fette und Proteine, sie sind damit für jede lebende Zelle unentbehrlich, weil sie in grundlegende Vorgänge des intermediären Stoffwechsels eingreifen. Die Vitamine A, D, E und C hingegen sind erst auf einer höheren Differenzierungsstufe nachweisbar, wo die Erhaltung spezifischer Organfunktionen notwendig ist. Diese Vitamine sind hochspezialisierte Wirkstoffe, die an bestimmte Zell- und Organsysteme gekoppelt sind. Sie sind, außer Vitamin A, nicht Bestandteile von Coenzymen. Die Abhängigkeit von diesen Vitaminen findet sich in der Phylogenese erst im Bereich der höheren Wirbellosen, Vitamin D wird sogar nur von Wirbeltieren benötigt.

Vier bekannte schwere Krankheitsbilder sind vitaminmangelbedingt: Skorbut (Mangel an Vitamin C), Beriberi (Mangel an Vitamin B1), Pellagra (Mangel an Vitamin B3) und Rachitis (Mangel an Vitamin D).

Die „Recommanded Dietary Allowances“ (RDA), die wünschenswerten täglichen Dosen der einzelnen Vitamine (festgelegt vom „Food and Nutrition Board“ der „National Academy of Sciences“ in den USA, 1980) sind Durchschnittswerte, bei deren Aufnahme spezifische Mangelkrankheiten für die entsprechenden Vitamine verhindert werden sollen, die individuellen Unterschiede im Vitaminbedarf (biochemische Individualität) sind dabei nicht berücksichtigt. In der Bundesrepublik Deutschland gibt die Deutsche Gesellschaft für Ernährung „Empfehlungen für die Nährstoffzufuhr“ heraus. Für jedes Vitamin sind bestimmte RDA-Mengen festgelegt, nach denen in der Regel die Multivitaminpräparate zusammengesetzt sind. Wie die Untersuchungsergebnisse von Hoffer und Osmond (1960) zeigen - sie behandelten bislang unbehandelbare schizophrene Patienten mit Niacin (Vitamin B3) in Megadosen, also sehr großen Mengen - eignen sich dieselben Vitamine zur Behandlung ganz anderer Krankheiten, wenn sie in Megadosen verabreicht werden. Die Anwendung hoher Dosen von Vitaminen, die sogenannte Megavitamintherapie, ist ein wichtiges Verfahren in der orthomolekularen Medizin. Zum Beispiel lassen sich viele Krankheiten mit hohen Vitamin C-Dosen behandeln oder vermeiden (4 - 12 g / Tag statt 75 mg RDA, in extremen Krankheitsfällen bis 200 g). -Die Primaten (Menschen, Menschenaffen), Meerschweinchen, Elefanten und einige Vogelarten sind übrigens die einzigen Wirbeltiere, die Vitamin C nicht selbst produzieren können. - Vitamin C (Ascorbinsäure) ist an zahlreichen wichtigen biochemischen Reaktionen beteiligt, sie ist zum Beispiel an der Antikörperbildung beteiligt und u.a. Bestandteil der Leukozyten. Da Ascorbinsäure auch an der Kollagensynthese beteiligt ist, beschleunigt es die Wundheilung und wird gebraucht um die Gewebe elastisch zu erhalten. Nicht nur Erkältungen lassen sich mit hohen Vitamin C-Dosen erfolgreich behandeln (oder sogar verhindern), sondern auch schwere Virusinfektionen, wie Grippe, Masern, Hepatitis, Herpes simplex und Gürtelrose.

Vitamin C wirkt, ebenso wie die Vitamine A (ß-Carotin) und E, das Spurenelement Selen und bestimmte schwefelhaltige Aminosäuren, als Antioxidans, als sogenannter „Radikalfänger". Freie Radikale sind instabile, extrem reaktive Teilchen, die im Körper einerseits bei normalen biochemischen Reaktionen entstehen, deren Bildung aber durch energiereiche Strahlung, durch Schadstoffe in Luft und Nahrung verstärkt wird. Sie oxidieren beinahe jedes Molekül, das ihnen begegnet. Als oxidierender Übeltäter kommt vor allem Sauerstoff in Frage. Normalerweise fängt er in den Zellen die Elektronen auf, die bei der Zellatmung als Energiespender dienen. So beladen, bildet er zusammen mit Wasserstoffionen Wasser. Jedoch kommt es auch vor, daß der Sauerstoff mit den Elektronen entwischt, bevor er zu Wasser verwandelt werden kann. Dabei entsteht aus ihm ein aggressives Radikal mit den erwähnten Eigenschaften. Es kann

Kettenreaktionen auslösen, bei denen Zellmembranen ihre lebenswichtigen Eigenschaften einbüßen: Erythrozyten werden brüchig und die Endothelzellen der Blutgefäße geschädigt, was die Arteriosklerose begünstigt. Auch Nukleinsäuren, die das genetische Programm kodieren, gehen zu Bruch, und Proteine, die biochemische Prozesse steuern, verlieren ihre katalytische Fähigkeit. Als mögliche Konsequenz droht hier Krebs, ausgelöst durch ein verfälschtes Zellteilungsprogramm oder einen fehlgeleiteten Stoffwechsel. Auch das Altern könnte eine Folge des oxidativen Stresses sein. Die Vitamine C, E und ß-Carotin fangen die freien Radikale ab und unterstützen so körpereigene antioxidative Enzyme, die auf zellulärer Ebene arbeiten (Glutathion-Peroxidase, Superoxid-Dismutase, Katalase). Insgesamt wird die körpereigene Abwehr auf diese Weise gestärkt. Aufgrund der bereits angesprochenen Mangelernährung und aufgrund der in der heutigen Zeit erhöhten Schadstoffzufuhr ist es ratsam, die körpereigenen Radikalfänger durch hochdosierte Einnahme der Vitamine C, E, und ß-Carotin zu unterstützen.

Außer zur Prophylaxe eignen sich die Vitamine E und ß-Carotin, ebenso wie das Vitamin C, zur Behandlung unterschiedlicher Krankheiten. Die Palette der Anwendungsmöglichkeiten des „Augenvitamins“ A, bzw. des ß-Carotins, ist sehr vielfältig, zum Beispiel bei einigen Krebsarten (1 Mio. I.E. = internationale Einheiten, die RDA liegt bei 5.000 I.E), bei Akne (30.000 - 100.000 I.E., unter Umständen in Kombination mit Zink), bei Magen-Darm-Erkrankungen usw.

Vitamin E wird unter anderem bei der Behandlung von Schwermetallintoxikationen und primären Bindegewebserkrankungen eingesetzt. Bei der Dupuytrenschen Kontraktur (Atrophie des Bindegewebes an der Handinnenfläche) zum Beispiel kann so manche Operation auf diese Weise vermieden werden (Steinberg 1951). Topische Anwendung ist angezeigt zur Vermeidung unregelmäßiger Narben oder Keloidbildung nach Verbrennungen, Verletzungen und chirurgischen Eingriffen.

Mit B-Vitaminen in Megadosen, entweder einzeln oder als B-Komplex, behandelt der Orthomolekularmediziner spezifische Stoffwechselstörungen, denn als Bestandteile von Koenzymen katalysieren die B-Vitamine wichtige biochemische Reaktionen im intermediären Stoffwechsel. Nach A. Davis ( „Let's Eat Right to Keep Fit", 1971) sollen im allgemeinen die Vitamine des B-Komplexes in dem Verhältnis zueinander genommen werden, wie sie im Körper vorhanden sind. Das sollte bei der Megadosentherapie unter Umständen berücksichtigt werden.

## 2.2 Mineralstoffe und Spurenelemente

Die meisten Vitamine sind schon länger erforscht, während mit der genaueren Untersuchung der Mineralstoffe und besonders der Spurenelemente erst in den letzten Jahren begonnen wurde. Es sind chemische Elemente, die für lebenswichtige Stoffwechselvorgänge im Organismus unentbehrlich sind und daher ständig zugeführt werden müssen, die aber nicht metabolisiert werden. Der Unterschied zwischen Mineralstoffen und Spurenelementen besteht im mengenmäßigen Vorkommen im Körper. Als Spurenelemente bezeichnet man die Mineralien, deren erforderliche Zufuhr unter 100 mg/Tag liegt. Alle Spurenelemente zusammen (Chrom, Eisen, Fluor, Germanium, Jod, Kobalt, Kupfer, Mangan, Molybdän, Nickel, Selen, Silicium, Vanadium, Zink und Zinn, die Bedeutung einiger anderer, wie z.B. Aluminium, Arsen, Barium, Gold, Rubidium, die im Blut ebenfalls nachweisbar sind, ist noch gar nicht erforscht) wiegen im Körper zusammen nur 8 - 9 g. Die Mineralstoffe, Calcium, Magnesium, Phosphor, Natrium, Kalium, Chlor und Schwefel, werden auch Mengenelemente genannt, wobei Calcium mit ca. 1.5 kg (99 % im Skelett und 1 % in den Körperflüssigkeiten und Geweben) den größten Anteil hat. Im Organismus haben sie keine einheitliche biologische Funktion. Sie dienen dem Aufbau, der Erhaltung und der ständigen Erneuerung von Knochen und Zähnen, sind u.a. an der Aktivierung von Enzymen beteiligt und sie sind verantwortlich für die Erregungsleitung im Nervensystem, für die Muskelfunktion, für eine konstante ionale Zusammensetzung der Körperflüssigkeiten und für die Regulation des Wasserhaushaltes sowie als Elektrolyte für die Aufrechterhaltung eines konstanten osmotischen Druckes und pH-Wertes im Blut und den übrigen Körperflüssigkeiten.

Eisen, das von den Spurenelementen mengenmäßig mit 4 - 5 g den größten Anteil im Körper hat, ist in erster Linie Bestandteil von Hämo- und Myoglobin. Jod ist beim Aufbau des Schilddrüsenhormons, Fluor bei der Remineralisierung der Zahnoberfläche beteiligt. Die anderen Spurenelemente sind in erster Linie Bestandteile wichtiger Enzyme.

Unsere Versorgung mit Mineralien und Spurenelementen ist abhängig von deren Gehalt im Boden, da sie von dort über die Nahrungskette in unseren Körper gelangen. Durch die Überdüngung der Äcker werden allerdings die schwerer löslichen Elemente aus dem Boden ausgewaschen, da die Mineralien des Kunstdüngers die Bodenfeuchtigkeit an sich binden. Diese Verarmung der Äcker ist unter anderem ein Grund für unsere orthomolekulare Unterernährung. Ein weiterer Grund ist die ungleiche Verteilung der Mineralstoffe und Spurenelemente auf der Erde. Dies gilt besonders für die Spurenelemente, deren Wirksamkeit vielfach erst in den letzten Jahren bekannt geworden ist. Die Bundesrepublik gehört zum Beispiel zu den Regionen, die besonders selenarm sind, ähnliches gilt für Teile Chinas und der UdSSR. Das dort endemisch auftretende „Kashin-Beck-Syndrom", die spezielle Form einer degenerativen Gelenkerkrankung, die bereits Kinder und Jugendliche befällt, und die Keshan-Krankheit, eine Kardiomyopathie (Erkrankung des Herzmuskels), sind wahrscheinlich auf Selenmangel zurückzuführen.

Paracelsus Satz: „Es ist die Dosis, die das Gift ausmacht" gilt für viele Spurenelemente, so auch für Selen. Es ist eines der giftigsten Elemente auf der Erde. In einigen Regionen der USA starben ganze Herden von Weidevieh, weil sie Gras von Böden gefressen hatten, die zuviel Selen enthielten. Erst in den 50er Jahren wurde langsam klar, daß Selen in winzigen Dosen eine ungeheure Bedeutung für unsere Gesundheit hat. So ist es erwiesen, daß es der Krebsprophylaxe dient, weil es die körperliche Abwehr stärkt, indem es am Aufbau der Glutathion-Peroxidase, einem wichtigen „Radikalfänger"-Enzym in den Erythrozyten, beteiligt ist. Bei der Synthese anderer Enzyme vom Typ der Radikalfänger sind übrigens auch Spurenelemente beteiligt: Superoxid-Dismutase enthält Kupfer, Zink und Mangan, das Enzym Katalase enthält Eisen und Kupfer.

Auch Zink ist ein Spurenelement von enormer orthomolekularer Bedeutung. Es ist Kofaktor für mindestens 12 Enzyme. Durch die Ausmahlung des Getreides zu weißem Mehl gehen bis 78 % Zink verloren (Kobalt 89 %, Mangan 86 %, Magnesium 85 %, Kalium 77 %, Phosphor 71 %, Eisen 76 %, Kupfer 68 %, Calcium 60 %, Molybdän 48 %, Chrom 40 %). Durch Zinksupplementierung werden Fehlgeburten und Mißbildungen vermindert, toxische Metalle besser eliminiert, wird die Wundheilung beschleunigt und das Immunsystem gestärkt, um nur einige Punkte zu nennen. In Kombination mit den Vitaminen A und E und Selen oder nur in Kombination mit Vitamin A ist es ein wirksames Mittel gegen Akne. Zinksalbe wurde bei Hauterkrankungen schon von unseren Großmüttern erfolgreich eingesetzt. Die Zinkresorption wird allerdings von einigen Mineralien und Spurenelementen behindert. Daher sollten Zinksupplemente separat eingenommen werden.

Ein interessantes „neues" Spurenelement ist Germanium, das bislang nur in der Elektronik eine Bedeutung gehabt hat. Der Japaner Dr. Asai, weckte in den 50er Jahren mit seiner Entdekkung, daß Germanium in fast allen Nahrungsmitteln, in vielen

Heilpflanzen und Heilwässern enthalten ist, das Interesse alternativer Krebstherapeuten, als bekannt wurde, daß auch ein bei der Therapie verwendeter Pilz (Trametes cinnabarina) besonders hohe Germaniumkonzentrationen aufweist. In vielen europäischen Kliniken wird seitdem Germanium bei der Krebsbehandlung und zur Verhinderung von Metastasen eingesetzt. Es stimuliert die körpereigene Interferonbildung und aktiviert das Immunsystem. Es bindet Wasserstoffionen im Blut und sorgt durch die Erniedrigung des pH-Wertes dafür, daß das Hämoglobin den Sauerstoff im Gewebe leichter abgibt. Germaniun ist in der Lage Schwermetalle wie Cadmium und Quecksilber schneller aus dem Körper zu eliminieren und es besitzt einen natürlichen schmerzstillenden Effekt.

## 2.3 Aminosäuren

Die Aminosäuren sind die Bausteine der Proteine, die am Aufbau aller Gewebe und unentbehrlicher Wirkstoffe(z.B. Enzyme, Hormone) beteiligt sind. Die Unterschiede zwischen den vielen tausend Proteinen liegen darin, daß sie aus verschiedenen Kombinationen der Aminosäuren, 22 an der Zahl, zusammengesetzt sind. Wir nehmen die Aminosäuren in Form von Nahrungsproteinen zu uns, die im Magen-Darm-Trakt in Aminosäuren zerlegt werden, die ihrerseits in den Zellen zu körpereigenen Proteinen synthetisiert werden. Der ständige Wechsel von Anabolismus und Katabolismus erfordert eine regelmäßige Zufuhr von Proteinen. 14 der 22 Aminosäuren kann der Körper selbst aus anderen Aminosäuren, Fetten und Zucker aufbauen, 8 von ihnen sind essentiell, sie müssen mit der Nahrung aufgenommen werden. Um relativ sicher zu sein, daß mit der Nahrung alle essentiellen Aminosäuren aufgenommen werden, wird pro kg Körpergewicht 1/2 g reines Protein benötigt. Die 8 essentiellen Aminosäuren sind Leucin, Isoleucin, Lysin, Methionin, Phenylanalin, Threonin, Tryptophan und Valin. Sie gewinnen als Heilmittel immer größere Bedeutung. In den USA gibt es sie als Nährstoffsupplemente schon lange in Reformhäusern zu kaufen. Tryptophan ist zum Beispiel bei Einschlafstörungen zu empfehlen, Methionin gilt als natürliches Antihistaminikum, Lysin wirkt bei Herpes-Virusinfektionen, Phenylanalin wirkt als natürliches Schmerzmittel, indem es den Abbau von Endorphinen vermindert, um nur jeweils eine Indikation zu nennen. Die meisten essentiellen Aminosäuren verfügen über ein mehr oder weniger großes Wirkspektrum.

Neben den essentiellen sind auch viele nichtessentielle Aminosäuren von orthomolekularer Bedeutung, so wirkt zum Beispiel Cystein bei Veränderungen von Haut, Haaren und Nägeln, Glutamin hat sich bei der Therapie von Alkoholismus bewährt und Taurin, das beim Abbau von Cystein entsteht, wirkt u.a. bei hohem Blutdruck und bei Herzrhythmusstörungen*.

---

* nähere Informationen über die Heilwirkung der Aminosäuren in: „The healing nutrients within“ von E.R. Braverman

## 2.4 Fettsäuren

Das Fett, das wir zu uns nehmen, wird ebenfalls im Darm in seine Bestandteile zerlegt, in Glycerin und Fettsäuren. Im Blut werden die Fettsäuren wieder mit dem Glycerin verbunden und zu den Bestimmungsorten transportiert. Fettsäuren sind wichtige Energielieferanten und wesentliche Bestandteile von zellulären Membranen.

Es gibt zwei Fettsäuren, die der Körper nicht selbst herstellen kann. Diese essentiellen Fettsäuren heißen Linolsäure (18:2) und Alpha-Linolensäure (18:3) und sind zwei mehrfach ungesättigte Fettsäuren mit je 18 C-Atomen und zwei bzw. drei Doppelbindungen. Diese beiden Verbindungen stellen die Ausgangsfettsäuren für zwei große Fettsäurefamilien dar: die Omega-6- und die Omega-3-Fettsäuren, die sich nicht nur durch die Position der Doppelbindung unterscheiden, sondern die in unserem Stoffwechsel vollkommen unterschiedlich metabolisiert werden.

Die Omega-6-Fettsäuren sind überwiegend in pflanzlichen Ölen enthalten. Aus der Linolsäure (18:2) wird im Körper über die Gamma-Linolensäure (18:3) durch das Enzym Desaturase sowie durch Kettenverlängerung die Arachidonsäure (20:4) synthetisiert, die unter anderem bei der Prostaglandinsynthese beteiligt ist. Prostaglandine sind beispielsweise die initialen Substanzen, um im Körper eine Entzündungsreaktion zu starten, d.h. die körperliche Abwehr zu aktivieren.

Die Omega-3-Fettsäuren sind überwiegend in Kaltwasserfischen enthalten (z.B. Lachs, Makrele, Hering). Obwohl unser Körper die beiden hochungesättigten Fettsäuren, die Docosahexaensäure (22:6) und die Eicosapentaensäure (20:5) aus der gemeinsamen Vorstufe Alpha-Linolensäure (18:3) herstellen kann, werden jedoch in Konkurrenz zu den Omega-6-Fettsäuren Omega-3-Säuren kaum desaturiert. Daher ist es notwendig, die bereits desaturierten Endglieder aufzunehmen. Die in Kaltwasserfischen in hohen Konzentrationen enthaltende Eicosapentaensäure (20:5), wird als Supplement bereits schon länger im Handel angeboten.

Die Omega-3-Fettsäuren erhöhen die Flexibilität der Zellmembranen und vermindern die Blutviskosität. Die Folgen sind eine bessere Sauerstoffversorgung der Gewebe und eine Verminderung der Thrombosegefahr (Verminderung des Herzinfarktrisikos).

# 3. Der Einfluß der Ernährung auf das Immunsystem

Ein reibungsloses Funktionieren der vielfältigen Stoffwechselvorgänge im Organismus ist in erster Linie abhängig von der ausgewogenen Zufuhr energieliefernder (Aminosäuren, Fettsäuren) und nicht-energieliefernder ( Vitamine, Mineralstoffe, Spurenelemente) essentieller Nährstoffe, wobei die mangelnde Zufuhr der einzelnen Bestandteile bekanntlich zu spezifischen Mangelerkrankungen führt. Einige essentielle Nährstoffe haben jedoch zusätzlich die Funktion, den Organismus vor der Einwirkung schädigender Einflüsse aus der Umwelt abzuschirmen. In diesem Zusammenhang wurde der Wirkmechanismus der antioxidativen Vitamine A bzw. ß-Carotin, E und C sowie der Spurenelemente Zink, Mangan, Eisen, Kupfer und besonders Selen als Bestandteile der körpereigenen antioxidativen Metalloenzyme bereits im Kapitel 2.1 („Vitamine“) bzw. 2.2 („Mineralstoffe und Spurenelemente“) beschrieben. Die Zellmembranen werden vor dem Angriff freier Radikale geschützt. Dieser Zellschutz steigert die körpereigene Abwehr, denn die Integrität der Körperzellen ist für den ungestörten Ablauf der Reaktionen im intermediären Stoffwechsel unerläßlich.

Auch die Funktion der eigentlichen körperlichen Abwehr, des Immunsystems, das den Organismus vor dem Eindringen z.B. von Bakterien und Viren schützt, ist von der Anwesenheit essentieller Nährstoffe abhängig. Man unterscheidet hierbei ein in seinen Mechanismen relativ einfaches unspezifisches Abwehrsystem und ein hochentwickeltes spezifisches Abwehrsystem. Unspezifisches und spezifisches Immunsystem werden jeweils von Zellen (zellvermittelte Immunität) als auch von löslichen Molekülen (humorale Immunität) getragen.

Die zellulären Elemente des unspezifischen Abwehrsystems bilden vor allem die neutrophilen und eosinophilen Granulozyten sowie die Monozyten und die Gewebsmakrophagen, die eingedrungene Krankheitserreger (Fremdkörper) durch Phagozytose und intrazellulären enzymatischen Abbau unschädlich machen.

Das spezische Abwehrsystem, das eigentliche Immunsystem, wirkt im Gegensatz zum unspezifischen Abwehrsystem auf sehr differenzierte Weise. Es versetzt den Organismus in die Lage, körpereigene von körperfremden Substanzen (Antigene) zu unterscheiden und gegen diese spezifische Abwehrstoffe (Antikörper bzw. Immunglobuline) und Abwehrzellen (B- und T-Lymphozyten) zu bilden. In den Körper eingedrungene Antigene und vom Körper gebildete Antikörper reagieren miteinander in Form einer Antigen-Antikörper-Reaktion. Diese Reaktion ist spezifisch, da jedes Antigen die Bildung eines ihm eigenen Antikörpers erzeugt, der lange Zeit, mitunter jahrzehntelang, im Körper wieder gebildet werden kann. Er verleiht dem Organismus Immunität gegen das betreffende Antigen.

Die Zellen des spezifischen Abwehrsystems sind immunologisch kompetente B- und T-Lymphozyten, die im Knochenmark gebildet werden und sich anschließend in den lymphatischen Organen (z.B. Lymphknoten, Milz, Thymus) ansiedeln. Während die B-Lymphozyten nach neueren Vorstellungen bereits unter dem differenzierenden Einfluß des Knochenmarkes („B" wie bone marrow) geprägt werden, erlangen die T-Lymphozyten Ihre Immunkompetenz im Verlauf Ihrer Wanderung durch den Thymus, darum T-Lymphozyten.

B- und T-Lymphozyten tragen an ihrer Zelloberfläche Rezeptorproteine, mit denen sie Antigene hochspezifisch erkennen und binden können. Sie unterscheiden sich jedoch in ihrer Immunantwort. Während die B-Lymphozyten Vorläufer der Zellen sind, die Antikörper (Immunglobuline M, A, G, D und E) bilden und sezernieren, wirken die T-Lymphozyten innerhalb der zellulären Immunantwort in Form von Regulatorzellen (Helfer- und Suppressorzellen) oder als zytotoxische Zellen, die fremde Zellen (z.B Transplantatzellen), Tumorzellen oder virusinfizierte Zellen in direktem Kontakt zerstören.

Vitamin C wirkt z.B. auf Antikörperproduktion und Lymphozytenfunktion. Vitamin B6 beeinflußt sowohl die zellvermittelte als auch die humorale Immunität und Pantothensäure die Antikörperproduktion. Folsäure und Vitamin B12 sind an der Transformation von T- und B-Lymphozyten beteiligt. Vitamin A und ß-Carotin spielen eine Rolle bei der Funktion sowohl der Makrophagen als auch der Lymphozyten, Vitamin E und Selen stimulieren die Antikörperproduktion, Eisen scheint einen Einfluß auf die Proliferationsrate der Lymphozyten auszuüben und Zink besitzt eine Wirkung auf die Aktivität der Makrophagen. Einige Wechselbeziehungen zwischen Nährstoffen und Immunsystem stützen sich allerdings zunächst auf Ergebnisse aus Tierversuchen.

Auch die ausreichende Zufuhr essentieller Aminosäuren ist zur Aufrechterhaltung der humoralen und zellulären Abwehr notwendig, da die Regulation der immunologischen Funktion letztlich von der Verfügbarkeit freier Aminosäuren für die Proteinbiosynthese abhängt.

# 4. Das Problem der modernen Ernährung

Unsere Vorfahren waren vorwiegend Jäger und Sammler, wahrscheinlich vorwiegend Sammler, wenn man davon ausgeht, daß sich das Jagen, in Ermangelung effektiver Waffen, ungleich schwieriger gestaltete. Noch zu Cäsars Zeiten ernährte man sich auf diese natürliche und ausgewogene Art und Weise: viel pflanzliche Kost, wenig Fleisch. Der Stoffwechsel hatte sich schließlich in einem langen, mehr als 1 Mio. Jahre dauernden phylogenetischen Prozeß auf diese Art der Ernährung eingestellt. Erst mit der industriellen Revolution begann das Ernährungsdesaster: Raffinierter Zucker und weißes Mehl konnten nun industriell und billig hergestellt werden. Sie wurden Symbole für gutes Leben und Wohlstand, denn vorher waren sie, aufgrund der hohen Preise, den Reichen vorbehalten. Kein Tier würde sich freiwillig so viele leere Kalorien zuführen, wie wir es seitdem tun. Unser Organismus kann sich in einem entwicklungsgeschichtlich so kurzen Zeitraum auf derartig veränderte Ernährungsgewohnheiten noch gar nicht eingestellt haben, denn Veränderungen der Erbsubstanz vollziehen sich in winzigen Schritten in Jahrtausenden. Der Stoffwechsel wird sich auch kaum auf die Zufuhr großer Mengen von Leerkalorien einstellen können, denn durch sie wird die Aufnahme der für die Erhaltung der Körperfunktionen wichtigen hochwertigen Nährstoffe - Vitamine, Mineralstoffe, Spurenelemente, Amino- und Fettsäuren - zwangsläufig reduziert.

Durch die Ausmahlung des Getreides werden Keime und Schalen und mit ihnen fast alle B-Vitamine, Vitamin E, viele Mineralstoffe und Spurenelemente (Kobalt, Mangan, Magnesium, Zink, Kalium, Phosphor, Eisen, Kupfer, Calcium, Molybdän und Chrom), wichtige Amino- und Fettsäuren entfernt. Was übrigbleibt ist reine Stärke, ein Energiespender zwar, aber ohne ernährungsphysiologischen Wert.

Mit dem Zucker verhält es sich noch etwas anders, denn auf große Zuckermengen ist unser Stoffwechsel nicht eingestellt. Die Hauptkohlenhydratquelle ist Stärke, die aufgrund ihrer Molekülstruktur (Polysaccharide) nur langsam abgebaut wird. Zucker (Saccharose) hingegen wird viel schneller abgebaut, weil die Moleküle wesentlich kleiner sind (Disaccharide). Wir konsumieren also zuviel Saccharose, die zu schnell, in Form von Glucose und Fructose, im Blut verfügbar ist. Als Folge davon produziert die Bauchspeicheldrüse viel zuviel Insulin auf einmal, um den Blutzuckerspiegel zu senken und auf diese Weise die Umwandlung von Zucker in Fett, bzw. in Glycogen einzuleiten. Im Blut aber herrscht akuter Zuckermangel, der Abgeschlagenheit und Gereiztheit zur Folge hat. Kurzfristige Abhilfe schafft in dem Falle erneute Zuckerzufuhr, langfristig erreicht man damit jedoch einen Zustand permanenter Hypoglykämie, ein Krankheitsbild mit chronischem Blutunterzucker. Orthomolekular läßt sich dieser Status fürs Erste mit gezielten Gaben bestimmter Mineralien und Spurenelemente sowie Vitaminen, besonders des B-Komplexes, behandeln, die beim Zuckerstoffwechsel eine wichtige Rolle spielen und an denen es uns, aufgrund unserer Mangelernährung, sowieso fehlt. Langfristig sollte man natürlich an eine sinnvolle Umstellung der Ernährung denken.

Ein weiteres Problem im Zuckerstoffwechsel bringt eine andere Eigenart des Saccharosemoleküls: Das Disaccharid Saccharose ist aus 2 Monosacchariden zusammengesetzt, aus Glucose und Fructose. Die ursprüngliche Kohlenhydratquelle ist aber Stärke, und die besteht aus Glucosemolekülen. Wir können zwar geringe Mengen Fructose verwerten, denn Saccharose ist ja auch Bestandteil von Früchten und Honig, aber durch die großen Zuckermengen, die heute aufgenommen werden, hat sich der Fructoseanteil um das ca. 10-fache erhöht. Man nimmt an, daß hier der Schlüssel zu vielen Krankheiten liegt (Linus Pauling's Vitaminprogramm, Bertelsmann). So hat der Japaner Yudkin in seinem Buch „Sweet and Dangerous“ (1972) die Ergebnisse langjähriger Untersuchungen zusammengefaßt, die sich unter anderem mit dem Zusammenhang zwischen Zuckerkonsum und koronarer Herzerkrankung befassen. Danach ist nicht der reichliche Verzehr tierischen Fettes für einen hohen Cholesterinspiegel verantwortlich, sondern der übermäßige Saccharosegenuß. Es ist eine Tatsache, die immer noch nicht zur Kenntnis genommen wird, denn sie widerspricht immer noch der öffentlichen Meinung.

Zucker verbirgt sich überall, nicht nur in Süßigkeiten und Cola, sondern auch z.B. in Ketchup (30 %), Salatsoßen und sogar in Wurst.

Diese Art von Ernährung, zusammen mit dem steigenden Konsum minderwertigen, massenhaft produzierten Fleisches von zwangsläufig kranken Tieren und die ständig wachsende Schadstoffbelastung sind wesentliche Gründe für die Aktualität der orthomolekularen Medizin.

# 5. Methoden zum Nachweis von Nährstoffmängeln

Um spezifische Nährstoffmängel zu erkennen und um individuellen Nährstoffbedürfnissen („biochemische Individualität" nach Williams, 1975) Rechnung zu tragen sind gezielte Analysen notwendig.
Der Vitaminstatus wird z.B. im Vollblut ermittelt, die fettlöslichen Vitamine werden mit Hilfe der Flüssigkeitschromatographie, die wasserlöslichen mit radioimmunologischen und mikrobiologischen Methoden nachgewiesen. Fettsäuren weist man im Serum mittels Gaschromatographie nach. Zur Erkennung von Mineralstoffmängeln werden sowohl Serum und Erythrozyten als auch Haare untersucht. Natrium, Kalium, Kalzium und Magnesium werden mit der Plasma-Emissionsspektralphotometrie, die Spurenelemente Selen, Zink, Eisen, Kupfer und Mangan mit der Atomabsorption, Chrom, Fluor und einige andere Spurenelemente durch Neutronenaktivierung analysiert. Exakte Zinkwerte sind übrigens nur im Schweiß zu bestimmen. Nach diesen exakten Analysen kann dann gezielt supplementiert werden. Dabei muß allerdings berücksichtigt werden, daß sich die Nährstoffe teilweise gegenseitig beeinflussen.

Bei der getrennten Einnahme fettlöslicher Vitamine sollte darauf geachtet werden, sie vor den Mahlzeiten zu nehmen, die Fett enthalten. Wasserlösliche Vitamine sollte man auf mehrere Dosen am Tag verteilen, weil sonst zuviel davon ausgeschwemmt wird.

# B. SPEZIELLER TEIL

## 1. Die einzelnen Nährstoffe und ihre Indikationen

## 1.1 Die Vitamine

### 1.1.1 Fettlösliche Vitamine

#### Retinol (Vitamin A) und ß-Carotin

**Vorkommen:** Eier, Milchprodukte, Leber. Als ß-Carotin in Möhren, Paprika, Tomaten, Spinat, Hagebutten, Orangen, Pfirsichen.

**Eigenschaften:** Vitamin A ist Bestandteil des Sehpigments Rhodopsin und ist ein Schutzstoff für das gesamte Ektoderm. Es ist als Coenzym bei der Synthese von Glycoproteinen beteiligt, welche eine Voraussetzung für die Integrität epithelialer Gewebe (Haut, Schleimhäute des Respirations-, Digestions- und Urogenitaltraktes, Cornea des Auges) darstellt. Die Mitwirkung von Vitamin A beim Proteinstoffwechsel gilt als sicher, da sowohl proteinreiche Ernährung als auch Zustände erhöhten Proteinbedarfs (Schwangerschaft, Krankheiten, Streß) zu Vitamin A-Mangel führen. ß-Carotin und Vitamin A sind wirksame Antioxidantien, die freie Radikale abfangen und so die Zellen vor Oxidation schützen (Schutz vor schädlichen Umwelteinflüssen, Stärkung der körpereigenen Abwehr, Schutz vor Krebs). ß-Carotin ist die Vorstufe von Vitamin A und, im Gegensatz zu diesem, auch in Megadosen nichttoxisch. Überdosierungen von Vitamin A kündigen sich sich in der Regel mit Kopfschmerzen und Übelkeit an, die toxischen Dosen sind individuell jedoch sehr unterschiedlich, genau wie die toxischen Wirkungen, die sich durch Vitamin C-Gaben aufheben lassen.

Die ersten Symptome des Vitamin A-Mangels betreffen Störungen des Nacht- und Dämmerungssehens, im weiteren Verlauf erfolgt ein Ausfall der Epithelschutzfunktion, der sich in Keratinisierung der Cornea, der Haut- und Schleimhäute äußert, wodurch die Anfälligkeit gegen Mikroorganismen steigt.

**Bedarf:** Im Normalfall 10 000 - 25 000 I.E. Vitamin A ( 5 000 I.E. RDA) bzw. 15 mg ß-Carotin / Tag ( 1 I.E. = 0,3 Mikrogramm Vit.A oder 0,6 Mikrogramm ß-Carotin).

**Indikationen:**

a. Zellschutz, Krebsprophylaxe: Durch die antioxidative Wirkung werden freie Radikale abgefangen. Freie Radikale (siehe auch Teil A.2.1 „Vitamine") können u.a. die Erbsubstanz verändern. Durch ein fehlgeleitetes Zellteilungsprogramm entstehen bösartige Tumoren (Karzinome), die durch Verschleppung von Tumorzellen auf dem Blut- oder Lymphweg zur Bildung von Tochtergeschwulsten (Metastasen) neigen.

b. Krebstherapie: Krebspatienten weisen einen extrem niedrigen Vitamin A-Spiegel auf. Da Vitamin A (ß-Carotin) in hohen Dosen zytostatische Wirkung besitzt, dient es zusätzlich zur Unterstützung der Strahlentherapie (teilweise bis zu 3 Mio. I.E. täglich über mehrere Monate) .

c. Akne: eine zusammenfassende Bezeichnung der mit Knötchen- und Pustelbildung einhergehenden Erkrankungen bzw. Entzündungen der Talgdrüsen. 30 000 - 100 000 I.E. täglich, evtl. in Kombination mit Zinkoxid, über 10 - 12 Wochen.

d. Keratosis follicularis: Eine Verhornungsstörung der Haut, mit aus den Haarfollikelmündungen herausragenden Hornpfröpfchen. Diese Hautkrankheit läßt sich mit 100 000 I.E. Vitamin A in Kombination mit Vitamin E (1 600 I.E.) behandeln.
Auch andere, sogar erbliche Hautkrankheiten, wie die Ichthyosis, sprechen gut auf Vitamin A an.

e. Erkältung: wenn sie auf akuten Vitamin A-Mangel zurückzuführen ist (Bei starker Sonneneinstrahlung am Meer oder im Schnee, durch Reflexion der Strahlung, wird besonders viel Rhodopsin verbraucht und der entstehende Vitamin A-Mangel macht die Schleimhäute anfällig für Keime).

f. Epithelschutz: Da die normale Struktur der epithelialen Gewebe (Haut, Schleimhäute) Vitamin A-abhängig ist, ist sein Einsatz u.a. auch erfolgreich bei Erkrankungen des Magen-Darm-Traktes, der Bronchien, der Lunge, bei Verbrennungen und Traumata aller Art, bei Allergien zur Regeneration von Haut und Schleimhäuten, bei Lebererkrankungen (z.B. bei Alkoholismus, Medikamentenabusus, Drogensucht) zur Regeneration des Leberparenchyms und bei der Arterioskleroseprophylaxe zum Schutz der Endothelien, denn in intakten Blutgefäßwänden können sich keine arteriosklerotischen Plaques bilden (Triglycerid-, Cholesterin-, Calciumablagerungen). Darüber hinaus bedeutet Epithelschutz auch Schutz vor Infektionen.

g. Infektabwehr: Hochdosierte Vitamin A bzw. ß-Carotinzufuhr bewirkt eine Immunstimulation durch die Beeinflussung der Makrophagen- und Lymphozytenfunktion

h. Schwangerschaft: In den ersten drei Monaten nicht mehr als 8 000 I.E., da eine teratogene Wirkung nicht ausgeschlossen werden kann, dann 25 000 I.E., während des Stillens 50 000 I.E.

i. Nachtblindheit

**Kontraindikationen:** beginnende rheumatische Beschwerden bzw. bestehende Arthrosen. Hohe Vitamin A-Dosen können diese Gelenkerkrankung induzieren.

## Cholecalciferol (Vitamin D3)

**Vorkommen:** große Mengen in Fischlebertranen (Thunfisch 7 000 - 50 000 I.E./g), weniger in Säugetierleber, Milch, Eiern, Butter.

**Eigenschaften:** Die beiden wichtigsten Vertreter der D-Vitamine sind das Vitamin D2 (Ergocalciferol) und das Vitamin D3 (Cholecalciferol). Vitamin D2 entsteht durch UV-Bestrahlung aus dem pflanzlichen Ergosterin. Vitamin D3 ist natürlicher Bestandteil tierischer Gewebe und wird durch Sonnenlichtbestrahlung in der Haut aus 7-Dehydrocholesterin gebildet. Als Supplement kommt daher nur Vitamin D3 in Frage. Da Cholesterin von Mensch und Säugetier synthetisiert werden kann, kann ein Vitamin D-Mangel nur die Folge mangelnder Sonnenbestrahlung sein (typische Folgeerkrankung Rachitis) oder eine Störung der Umwandlung des Provitamins in das Vitamin vorliegen.

Vitamin D ist nur für Wirbeltiere essentiell. Es fördert die intestinale Resorption von Calcium und Phosphat, und durch die sich daraus ergebende Erhöhung der Plasmawerte werden Knochenwachstum und Verknöcherung unterstützt.

**Bedarf:** Im Normalfall 400 I.E. / Tag ( 1 I.E.=0.025 Mikrogramm Vitamin D3).

**Indikationen:**

a. Rachitis: Bei Verminderung der Calciumresorption aus dem Darm wird durch Gegenregulation der Nebenschilddrüse eine Kalkmobilisation aus dem Skelett bewirkt, wodurch Skelettdeformationen zustande kommen. Zusätzliche Vitamin D3-Gaben sind zur Prophylaxe bei Kindern und Jugendlichen sowie bei Erwachsenen mit ungenügender Sonnenbestrahlung und während der Schwangerschaft zu empfehlen.

b. Rheumatische Erkrankungen: Bei primär degenerativen (Arthrose) und primär entzündlichen (Arthritis) Gelenkerkrankungen zur Unterstützung der kompensatorischen subchondralen Knochenbildung. 500 I. E. täglich in Verbindung mit jeweils 4 g Vitamin C und 1 g Calcium.

## Tocopherol (Vitamin E)

**Vorkommen:** In großen Mengen in pflanzlichen Ölen, Getreidekeimen, in geringeren Mengen in Erdnüssen, Hefe, Butter, Eiern, Blattgemüsen.

**Eigenschaften:** Vitamin E ist die zusammenfassende Bezeichnung für verschiedene Tocopherole, die in vielen pflanzlichen Nahrungsmitteln vorkommen und durch ihre Wirkung als Antioxidantien gekennzeichnet sind. Am wirkungsstärksten ist das Alpha-Tocopherol. Es schützt ungesättigte Fettsäuren vor der Oxidation zu Peroxiden, verschiedene Vitamine (z.B. Vitamin A), Enzyme und Hormone vor der Einwirkung von Oxidationsmitteln sowie Zellen und Gewebe vor dem Angriff freier Radikale, indem es die Phospholipide der Biomembranen vor Peroxidation schützt. Der Einfluß von Vitamin E auf die Thrombozyten äußert sich in einer Hemmung der Plättchenaggregation. Vitamin E scheint auch, zusammen mit Selen, die Antikörperproduktion zu stimulieren.

**Bedarf:** Im Normalfall 200 - 400 I.E. (1 I.E. = 1 mg Alpha-Tocopherol), bei arteriellen Verschlußkrankheiten bis zu 1 200 I.E. / Tag.

**Indikationen:**

a. Herz-, Kreislauferkrankungen: Aufgrund der antithrombotischen und thrombolytischen Wirkung geeignet für Prophylaxe und Therapie. Zum Beispiel bei Angina pectoris (akute Coronarinsuffizienz mit plötzlich einsetzenden Schmerzen im Brustkorb, die durch ein Mißverhältnis zwischen Sauerstoff angebot und -bedarf entsteht, eine Folge arteriosklerotisch veränderter Gefäße) korreliert ein hoher Vitamin E-Plasmaspiegel mit einem niedrigen Erkrankungsrisiko. Zusätzlich wird durch das Abfangen freier Radikale die Beschädigung der Endothelien, und damit die Ablagerungen in den Gefäßwänden (Arteriosklerose), verhindert. Ähnliches gilt für Vitamin C und ß-Carotin.

b. Aktivierte Arthrose (zu der primär degenerativen Gelenkerkrankung ist noch eine entzündliche Komponente hinzugekommen, fortgeschrittenes Arthrosestadium) und Arthritis: Vitamin E fängt freie Sauerstoffradikale ab, die die Leukozyten in rheumatischen Gelenken vermehrt bilden. Es schützt die Zellmembranen, indem es sich, aufgrund seiner fettlöslichen Eigenschaften, in sie einlagert.

c. Muskel- und Bindegewebserkrankungen: z.B. Muskeldystrophie (chronisch-degenerative Erkrankung, die primär die Skelettmuskulatur befällt), Dupuytrensche Kontraktur (Atrophie des Bindegewebes der Handinnenfläche) werden günstig beeinflußt.

d. Schutz vor Umweltgiften, Zellschutz: Aufgrund seiner antioxidativen Wirkung bietet Vitamin E Schutz vor Schadstoffen in Luft, Nahrungs- und Genußmitteln, die oft Ursachen für vorzeitiges Altern und für Krebs sind, da sie vermehrt freie Radikale produzieren.

e. Infektabwehr: Bei einer mäßig erhöhten Zufuhr von Vitamin E und Selen steigt die Produktion der Antikörper.

f. Schwermetallintoxikationen: speziell bei Blei- und Quecksilbervergiftungen.

g. Dysmenorrhoe (Menstruationsbeschwerden)

h. Menopausebeschwerden (Beschwerden in den Wechseljahren)

i. Nächtliche Beinkrämpfe: bessern sich bei Verabreichung von Vitamin E in Verbindung mit Calcium und Magnesium.

j. Vermeidung von Keloidbildung: Durch topische Anwendung bei Verbrennungen und nach Hautschnitten kann die Bildung von Wulstnarben verhindert werden.

k. Diabetes mellitus : Eine Störung des Kohlenhydratstoffwechsels, entweder durch Insulinmangel oder durch verminderte

Insulinwirkung. Die Krankheit geht einher mit hohen Blutfettwerten, die wiederum die Entstehung von Arteriosklerose begünstigen, und mit neurologischen Symptomen). Die Behandlung mit Insulin ist auch ein Beispiel für orthomolekulare Therapie, da Insulin ein körpereigener Stoff ist. Vitamin E senkt den Insulinbedarf (300 -800 I.E.)

## Phyllochinon (Vitamin K)

**Vorkommen:** reichlich in grünen Blattgemüsen, in Leber, Herz, Milch, Eiern.

**Eigenschaften:** Vitamin K liegt in grünen Pflanzen als Phyllochinon vor, in Bakterien und tierischen Lebewesen als Menachinon. Als solches wird es auch in ausreichendem Maße von den Darmbakterien erzeugt. Vitamin K ist notwendig für die Synthese von Prothrombin und anderen Blutgerinnungsfaktoren.

**Indikationen:**

a. Schwangerschaft: in den letzten Wochen und besonders bei Einsetzen der Wehen.

b. Monatelange Antibiotikabehandlung: Durch Zerstörung der Darmflora können Vitamin K-Gaben angezeigt sein.

## 1.1.2 Wasserlösliche Vitamine

### Ascorbinsäure (Vitamin C)

**Vorkommen:** wichtigste Quellen sind Zitrusfrüchte, schwarze Johannisbeeren, Kiwis ,Sanddorn, Hagebutten, Paprika, Kartoffeln, Petersilie, Milch, Leber (roh).

**Eigenschaften:** Ascorbinsäure wird von höheren Pflanzen und Tieren aus D-Glucose synthetisiert. Die Primaten (Menschen, Menschenaffen), Meerschweinchen, Elefanten sowie einige Vogelarten sind jedoch nicht zur Ascorbinsäuresynthese fähig, da ihnen ein wichtiges Enzym (L-Gulonolacton-Oxidase) fehlt. Bei den Säugetieren wird Ascorbinsäure in der Leber, bei Vögeln, Reptilien und Amphibien in der Niere produziert. Vitamin C besitzt stark reduzierende Wirkung und stellt somit als Antioxidans einen wirksamen Radikalfänger dar, ist aber sehr empfindlich gegenüber Luftsauerstoff und Erwärmung. Es hat als Coenzym eine Schlüsselstellung bei der Biosynthese des Kollagens, daher bestehen die Symptome des Skorbuts in Störungen des Kollagenstoffwechsels (rissige Haut, Blutungsneigung, Veränderungen im Knochenaufbau, Zahnausfall). Ascorbinsäure übt eine Schutzwirkung auf viele Vitamine aus, es fördert die Eisenresorption im Dünndarm und ist an vielen Dioxygenase- (z.B. Kollagensynthese) und Hydroxylierungsreaktionen (z.B. Bildung von Glucocorticoiden in der Nebennierenrinde) beteiligt. Es stärkt das Immunsystem gegen bakterielle und virale Infekte, indem es die Produktion von Antikörpern und die körpereigene Interferonsynthese (Interferone sind Glycoproteine, die zytostatische Eigenschaften besitzen und den körpereigenen Zellen Schutz vor Viren bieten) ankurbelt und die Funktion der Lymphozyten beeinflußt (Linus Paulings Vitaminprogramm).

**Bedarf:** Im Normalfall 4 - 12 g = 1 - 3 Teelöffel (75 mg RDA), der Bedarf richtet sich nach der Grenze der Darmtoleranz, d.h. die individuelle Dosis liegt knapp unterhalb der Menge, die eine laxierende Wirkung ausübt (Cathcart 1984). Im Spezialfall werden bis 200 g / Tag je nach Darmverträglichkeit, verteilt auf mehrere Dosen, verabreicht. Bei schweren Krankheiten steigt automatisch die Grenze der Darmtoleranz.

**Indikationen:**

a. Skorbut

b. Wundheilung: Durch die Beteiligung des Vitamin C an der Kollagensynthese ist eine schnellere Wundheilung nach Verbrennungen, Verletzungen, Operationen, aber auch bei Hauterkrankungen (Dermatosen) durch Gaben hoher Ascorbinsäuredosen (25 - 150 g / Tag) zu beobachten.

c. Infektabwehr: Durch den Einfluß auf Antikörperproduktion, körpereigene Interferon- und Cortisonsynthese und die Aktivität der Lymphozyten eignet sich Vitamin C nicht nur zur Behandlung und Prophylaxe von Erkältung und Grippe. Fast alle bakteriellen und viralen Infekte, selbst schwerste Virusinfektionen wie Hepatitis und Pneumonie, lassen sich durch Vitamin C positiv beeinflussen.

d. Vergiftungen: Durch Hydroxylierung werden Giftstoffe wie Schwermetalle, Pharmaka, Nikotin etc. gebunden und ausgeschieden. Dadurch sind auch die Erfolge bei der Behandlung Drogensüchtiger zu erklären.

e. Zellschutz; Krebsprophylaxe: Als Antioxidans fängt Vitamin C freie Radikale ab.

f. Krebstherapie: Metastasierung kann durch hohe Vitamin C-Dosen verhindert werden.

g. Arthrose (primär degenerative Erkrankung des hyalinen Gelenkknorpels) und Arthritis (primär entzündliche Erkrankung der Gelenkkapsel, die im weiteren Verlauf die Zerstörung des Gelenkknorpels zur Folge hat): Durch den Einfluß auf die Kollagensynthese, Knorpel enthält 70 - 80 % Kollagen, kann Arthrose im Anfangsstadium durch hohe Ascorbinsäure dosen positiv beeinflußt werden. Auch bei der Behandlung der Arthritis werden Vitamin C-Megadosen (10 - 25 g / Tag) erfolgreich angewendet (im fortgeschritteneren Stadium der Gelenkerkrankungen Vitamin C-Behandlung in Verbindung mit Calcium und Vitamin D3, siehe unter „Calciferol").

h. Sedierung: Vitamin C besitzt eine angstlösende und beruhigende Wirkung.

i. Herz-, Kreislauferkrankungen und Arterioskleroseprophylaxe: Ein hoher Plasmaspiegel setzt das Risiko zu erkranken herab, weil Vitamin C einerseits die Endothelien vor dem Angriff freier Radikale schützt und andererseits die HDL (High Density Lipoproteins) im Blut erhöht, die das Cholesterin aus dem Blut zur Leber transportieren, wo es abgebaut wird, so daß eine Ablagerung in den Arterienwänden verhindert wird.

j. Allergien: Histamin, das biogene Amin der Aminosäure Histidin, wird bei Kontakt mit dem allergieauslösenden Stoff (Allergen) und dem Antikörper aus speziellen Zellen an das Gewebe abgegeben und ist dort für die Symptome der Allergien, wie Asthma, Hautrötung, -jucken, anaphylaktischer Schock (Allergieschock), verantwortlich. Durch Hydroxylierung wird das Histamin von der Ascorbinsäure eliminiert.

## Vitamin B-Komplex

Die folgenden Vitamine werden als B-Komplex zusammengefaßt, weil sie in den Nahrungsmitteln meist gemeinsam vorkommen und ihre Wirkungen in Coenzymfunktionen im Zellstoffwechsel bestehen, die eng mitenander gekoppelt sind. Daher liegen die Mängel, die sich meist zuerst an Haut, Schleimhäuten und Nervensystem manifestieren, häufig als Mischformen vor, so daß bei der orthomolekularen Therapie die Vitamine des B-Komplexes entsprechend kombiniert werden müssen. Bei einigen Erkrankungen, z.B. bei Rheuma, Diabetes und Alkoholismus, aber auch bei Herz-, Kreislauferkrankungen, wird aufgrund des Wirkungssynergismus der gesamte B-Komplex verabreicht. Die B-Vitamine werden in der Regel in einem geringen, lange nicht ausreichenden Umfang von den Darmbakterien erzeugt.

## Thiamin (Vitamin B1)

**Vorkommen:** reichlich in Vollkorngetreide, Hefe, Erdnüssen, Gemüse, Innereien.

**Eigenschaften:** Vitamin B1 ist als Coenzym an vielen Reaktionen im Kohlenhydrat- und Fettstoffwechsel beteiligt, z.B. an der Entstehung von Acetylcholin, einem Neurotransmitter im vegetativen Nervensystem und an den neuromuskulären Synapsen. So sind die neurologischen Ausfallerkrankungen bei Vitamin B1-Mangel zu erklären (z.B. Beriberi).

**Bedarf:** Im Normalfall 1,5 - 5 mg / Tag

**Indikationen:**

a. Beriberi: Typische Vitamin B1-Mangelkrankheit, besonders in ostasiatischen Ländern, bei der es zu Nervenentzündungen und -lähmungen sowie zu Herzinsuffizienz kommt.

b. Neuropathien (Erkrankungen der Nerven)

c. Neuralgien (anfallweise auftretende Nervenschmerzen ohne entzündliche Veränderungen)

d. Depressionen (seelische Verstimmung, Niedergeschlagenheit)

e. Alkoholpolyneuritis: bei chronischem Alkoholismus auftretender, durch verminderte Resorption bedingter Vitamin B1- und meist auch B2-Mangel, der sich in motorischen und sensiblen Lähmungen äußert. Die täglichen Vitamin B1-Gaben sollten bei 20 - 30 mg liegen.

f. Multiple Sklerose (Degeneration der Myelinscheiden der Nerven): Die Thiamin-Behandlung bringt Erfolge, denn ein Mangel an Vitamin B1 verursacht eine Degeneration der peripheren Nerven.

g. Diabetes mellitus: zur Verhinderung der Diabetes-Neuropathie

**Riboflavin (Vitamin B2)**

**Vorkommen:** reichlich in Vollkorngetreide, Hefe, Gemüse, Milchprodukten, Eiern, Innereien, Fleisch, Fisch

**Eigenschaften:** Vitamin B2 wird in Pflanzen und Mikroorganismen gebildet. Es ist Coenzym wichtiger Enzyme in der Atmungskette (Flavoproteine) und kommt daher besonders reichlich in Zellen mit hohem Stoffwechsel vor. Der hohe Riboflavingehalt in der Netzhaut läßt eine Beteiligung am Sehvorgang vermuten. Bei Mangelerscheinungen kommt es an den Schleimhäuten des Mundes und des Verdauungstraktes zu Entzündungen, an der Haut zu Schuppung, Entzündung und Rhagadenbildung und an den Augen zu Entzündungen der Cornea und Linsentrübung.

**Bedarf:** Im Normalfall 1,5 - 5 mg / Tag

**Indikationen:**

a. Dermatosen an Haut und Schleimhäuten, sonst meist in Kombination mit anderen B-Vitaminen oder im Rahmen des B-Komplexes verabreicht.

**Niacin (Vitamin B3, PP)**

**Vorkommen:** reichlich in Vollkorngetreide, Hefe, Erdnüssen, Pilzen, Leber, Fleisch, Fisch, Milchprodukten, Eiern

**Eigenschaften:** Säugetiere und die Mehrzahl der Pflanzen und Bakterien können Niacin aus der Aminosäure Tryptophan synthetisieren. Niacin ist die zusammenfassende Bezeichnung für Nicotinsäure und Nicotinsäureamid, die als Bestandteile wichtiger Coenzyme (NAD, NADP) in der Atmungskette eine Schlüsselrolle spielen. Das Niacin kann auch in der Form seines Amids (Niacinamid) verabreicht werden, für den Fall der eventuell auftretenden Nebenwirkung, einer Anhebung des Histaminspiegels, der bei disponierten Personen kurzfristig zu Hautrötungen und Kribbeln führen kann. Nicotinsäure wirkt in hohen Dosen (100 - 300 mg / Tag) vasodilatatorisch und es hemmt die Cholesterinsynthese (0,5 - 1g / Tag).

**Bedarf:** 15 - 500 mg je nach Proteingehalt der Nahrung. 75 g Protein liefern, sofern Tryptophan enthalten ist, ca. 15 mg Niacin.

**Indikationen:**

a. Pellagra: PP = Pellagra Preventing. Die typische Niacin-Mangelkrankheit, obwohl das Krankheitsbild meistens durch multiplen B-Mangel überlagert wird, führt zunächst zu Haut- und Schleimhautveränderungen und im Endstadium zu Debilität (Schwachsinn). Verantwortlich für die Störungen des zentralen Nervensystems ist, daß die Umwandlung von Noradrenalin in Adrenalin von dem gleichen Methylgruppendonator (Adenosylmethionin) abhängig ist, wie die Umwandlung von Nicotinamid in das wasserlösliche Methylnicotinamid, welches über die Nieren ausgeschieden werden kann. Fehlt Nicotinamid, wird vermehrt Adrenalin gebildet, so daß ein Noradrenalinmangel entsteht. Noradrenalin ist ein wichtiger Transmitter im zentralen und vegetativen (sympatischen) Nervensystem. Bietet man Niacin in Megadosen an, wird die Umwandlung von Noradrenalin in Adrenalin blockiert. So zeigt die Niacintherapie auch bei anderen neurologischen Problemen Erfolge (b. - e.)

b. Schizophrenie: Schizophrenie ist eine endogene Psychose mit unbekannter Genese, die eine seelische Spaltung im

Sinne des Neben- und Miteinanders von gesunden und krankhaften Empfindungen und Verhaltensweisen beinhaltet. Behandlung mit Megadosen kann Erfolge bringen.

c. Lernstörungen

d. Depressionen

e. Neuralgien

f. periphere Durchblutungsstörungen (Minderdurchblutung v.a. der Extremitäten): Nicotinsäure besitzt in hohen Dosen eine vasodilatatorische, also auch eine blutdrucksenkende Wirkung. Die gefäßerweiternde Wirkung kann sich nur in noch nicht arteriosklerotisch veränderten Gefäßabschnitten entfalten, wo die Gefäßwände noch elastisch sind.

g. Dermatosen an Haut und Schleimhäuten: Heilungschancen durch Förderung der Durchblutung und Aktivierung der Zellatmung.

h. Hyperlipidämie: Durch hohe Niacingaben (nicht Niacinamid) wird eine Senkung der Blutcholesterin- und -triglyceridwerte erreicht und damit das Arterioskleroserisiko vermindert.

i. Alkoholismus: Alkoholiker zeigen Mängel an fast allen B-Vitaminen, welches die neurologischen Ausfälle begünstigt. Die Wirkung des Niacin bzw. Nicotinamid ist jedoch eine spezielle: Alkohol hemmt im Gehirn ein Enzym, welches zu seiner Wirkung Nicotinamid als Coenzym benötigt und das normalerweise den Abbau bestimmter Aldehyde bewirkt. Wird nun dieses Enzym durch Alkohol gehemmt, kommt es zu einer Anhäufung dieser Aldehyde, die zu morphinartigen Alkaloiden weiterreagieren können. Es findet eine Art körpereigene Suchtgiftsynthese statt, die durch Alkohol ausgelöst wurde. Durch Megadosen Nicotinamid (2 - 3 g / Tag) kann der Hemmung des Enzyms entgegengewirkt und die Bildung der endogenen Suchtgifte verhindert werden.

j. Arthritis: 3 x 1 g Niacin + 2 x 2000 I.E. Vitamin D3 + mehrere g Vitamin C täglich.

**Kontraindikationen:** Patienten mit hohen Harnsäurespiegeln, da Niacin Harnsäureablagerungen, z.B. in den Gelenken (Gicht), fördern kann.

## Pantothensäure (Vitamin B5)

**Vorkommen:** reichlich in Innereien, Fleisch, Fisch, Vollkorngetreide, Pilzen, Gemüse, Obst, Hefe, Milchprodukten

**Eigenschaften:** Pantothensäure wird von Pflanzen und Mikroorganismen synthetisiert und ist am Aufbau von Coenzym A beteiligt, das beim Abbau von Glucose und Fettsäuren im Citratcyclus, aber auch bei der Synthese von Steroidhormonen (z.B. Cortison) eine wichtige Rolle spielt. Durch das weit verbreitete Vorkommen der Pantothensäure in den Nahrungsmitteln und die Bildung des Vitamins durch die intestinale Darmflora kommt es selten zu Mangelerscheinungen.

**Bedarf:** Im Normalfall 20 - 50 mg / Tag (8 mg RDA)

**Indikationen:**

a. Hyperlipidämie: Bei täglichen Gaben von 1 g werden die Cholesterin- und Triglyceridwerte signifikant gesenkt und die der HDL im Blut erhöht.

b. Colitis ulcerosa (eine unspezifische, meist chronisch rezidivierende entzündliche Erkrankung des Darmes): Die Wirkung beruht u.U. auf einer Enzyminduktion, der Stimulation eines Enzyms durch hohe Dosen eines bestimmten Bausteins. Bei dieser Krankheit soll ein Coenzym A-Mangel vorliegen, bei normaler Pantothensäurekonzentration im Darm. Hohe Dosen des Vitamins scheinen die Coenzym A-Synthese zu stimulieren. Vielleicht ist die Bildung von Coenzym A bei normalen Pantothensäurekonzentrationen blockiert.

c. Lupus erythematodes: Bezeichnung für eine schwere, prognostisch ungünstige Erkrankung des Gefäßbindegewebes, eine Autoimmunkrankheit mit gegen DNA auftretenden Antikörpern. 10 - 15 g(!) Calciumpantothenat + 1 - 2000 mg Vitamin E. Auch hier ist vielleicht eine Enzyminduktion für den Behandlungserfolg verantwortlich.

d. Alkoholismus: siehe „Niacin“

e. Allergien: Cortison ist ein wichtiges Therapeutikum bei starken allergischen Reaktionen, weil es außer entzündungshemmenden auch gefäßwandstabilisierende Eigenschaften be sitzt, wodurch die Wirkungen des Histamins abgeschwächt werden. Pantothensäure ist an der Bildung körpereigenen Cortisons beteiligt.

f. Infektabwehr: Pantothensäure könnte einen Einfluß auf die Antikörperproduktion ausüben. Zumindest im Tierversuch ist bei künstlich erzeugtem Pantothensäuremangel ein Rückgang der Antikörperproduktion zu verzeichnen.

## Pyridoxin (Vitamin B6)

**Vorkommen:** reichlich in Hefe, Fleisch, Fisch, Innereien, Vollkorngetreide, Milchprodukten, Gemüse, Obst

**Eigenschaften:** Pyridoxin wird von vielen Mikroorganismen und Pflanzen gebildet. Es kommt als Pyridoxin, Pyridoxal und Pyridoxamin vor, die ineinander überführbar sind und deren gemeinsame Wirkform das Pyridoxal-5-phosphat ist, das in einer ATP-abhängigen Phosphorylierungsreaktion gebildet wird. Dieses ist als Coenzym an der Bildung vieler Enzyme, z.B. im Aminosäurenstoffwechsel, im Stoffwechsel des zentralen Nervensystems, bei der Synthese des Lecithins, das bei der Arterioskleroseprophylaxe eine wichtige Rolle spielt, und bei der Synthese des Häms, dem Teil des roten Blutfarbstoffs, der Eisen komplex bindet, beteiligt. Pyridoxin ist essentiell für die Nucleinsäure- und Proteinbiosynthese sowie die Zellteilung. So ist seine fundamentale Bedeutung für die Funktion des Immunsystems zu erklären.

**Bedarf:** Im Normalfall 50 mg, zu Therapiezwecken bis 500 mg / Tag (1,8 mg RDA)

**Indikationen:**

a. Lernstörungen, Konzentrationsschwäche, Hyperaktivität: Die Ursachen sind unter Umständen durch die verringerte Aktivität der pyridoxalphosphatabhängigen Glutamatdecarboxylase und die herabgesetzte Konzentration der Gamma-Aminobuttersäure im Gehirn erklärt. Die Glutamatdecarboxylase decarboxyliert Glutaminsäure (Glutamat) zu Gamma-Aminobuttersäure, die einen wichtigen inhibitorischen

Transmitter im zentralen Nervensystem darstellt. Ein Mangel führt u.a. zu erhöhter Erregbarkeit der Nerven, welches die Hauptursache für Konzentrationsstörungen ist. Therapieerfolge werden mit Dosen bis 500 mg erzielt. Auch bei den Indikationen b. - h. könnten Mängel an Gamma-Aminobuttersäure vorliegen:

b. Alpträume und fehlende Traumerinnerung

c. Depressionen

d. Schlafstörungen, Unruhezustände

e. Reise-, Seekrankheit

f. Schwangerschaftserbrechen

g. Demenz (erworbene, auf organische Hirnschädigungen beruhende dauernde Geistesschwäche)

h. Epilepsie und epileptiforme Krampfanfälle bei Säuglingen: Bezeichnung einer Gruppe erblicher, traumatisch bedingter oder auf organischen Schädigungen beruhender Erkrankungen, deren charakteristische Zeichen u.a. cerebrale Krampfanfälle, Bewußtlosigkeit, Schaum vor dem Mund sind.

i. Neuritiden (Nervenentzündungen): z.B. beim Carpaltunnelsyndrom, einer Schädigung des Endastes des Nervus medianus im Bereich der Handwurzelknochen, die durch Druckwirkung des pathologisch vermehrten Bindegewebes in dem Bereich zustande kommt.

j. Infektabwehr: Vitamin B6 unterstützt die Funktion des Immunsystems sowohl im Bereich der zellvermittelten als auch im Bereich der humoralen Immunität.

k. Einnahme der Anti-Baby-Pille: Die vermehrte Ausscheidung von Xanthurensäure (eine Ausweichreaktion im Tryptophanstoffwechsel, wenn Pyridoxalphosphat fehlt) deutet auf Pyridoxinmangel bei Einnahme der Pille hin.

l. Anämie (Blutarmut): Wenn die Ursachen in einer Störung der Hämsynthese zu suchen sind, entsteht eine mikrozytäre hypochrome Anämie, bei der die Erythrozyten klein und blaß sind. Das gleiche Krankheitsbild ergibt sich bei Eisenmangel und bei Störungen der Eisenresorption.

m. Rheumatoide Erkrankungen (Arthrose und Arthritis): Neben Pyridoxin werden fast alle Vitamine des B-Komplexes eingesetzt.

n. Diabetes mellitus.

o. Alkoholismus: siehe „Niacin".

p. Hyperlipidämie, Arterioskleroseprophylaxe: Die Lecithinsynthese ist Vitamin B6-abhängig. Lecithin vermag Blutcholesterin zu binden und so Ablagerungen in den Gefäßwänden zu vermeiden (siehe auch „Cholin").

## Folsäure (Vitamin B9)

**Vorkommen:** reichlich in Hefe, Innereien, Vollkorngetreide, grünem Gemüse, Milch, Eiern.

**Eigenschaften:** Folsäure wird von den meisten Mikroorganismen synthetisiert, auch von einigen Darmbakterienarten. Die biologisch aktive Form der Folsäure ist Tetrahydrofolsäure (= Coenzym F), die durch eine enzymatische Reaktion aus Pteridin, p-Aminobenzoesäure und Glutaminsäureresten entsteht.

Die Tetrahydrofolsäure ist bei der enzymatischen Aktivierung von Einkohlenstoffeinheiten (z.B. CH3-Gruppen), bei ihrer Umwandlung und Übertragung und somit an zentralen Biosyntheseprozessen beteiligt, z.B. an der Synthese von Purinkörpern und Thymin (Bestandteile der DNA). So ist die fundamentale Rolle für Wachstum und Teilung der Zellen zu erklären.

**Bedarf:** Im Normalfall 1 mg, in speziellen Fällen bis 10 mg / Tag (400 Mikrogramm RDA)

**Indikationen:**

a. Megaloblastische Anämie: Eine Störung der Erythrozytenbildung, bei der weniger, dafür besonders große Erythrozyten entstehen. Wegen ihre hohen Mitoserate sind die zellulären Elemente des Blutes von einem Folsäuremangel sehr frühzeitig betroffen.

b. Leukopenie, Thrombopenie (Verminderung der Leukozyten- und Thrombozytenzahlen)

c. Sulfonamid-, Antibiotikaeinnahme: Durch Antibiotika werden auch folsäurebildende Darmbakterien zerstört. Sulfonamide hemmen die Folsäuresynthese der Darmbakterien.

d. Reizbarkeit, Vergeßlichkeit, Depressionen: Sie können Symptome für einen schleichenden Folsäuremangel sein.

e. Schwangerschaft: Durch die Wachstumsprozesse des Embryos kommt es bei Schwangeren sehr häufig zu Folsäuremangelzuständen.

f. nächtliche Beinkrämpfe

g. Gicht (Gelenkentzündung infolge von Ablagerung harnsaurer Salze in den Gelenken): 3 x 5 - 10 mg Folsäure + 3 x 1 - 2 g Vitamin C täglich brachten in einigen Fällen Erfolge.

h. Stärkung des Immunsystems: Zusammen mit Vitamin B12 ist Folsäure wirksam bei der Infektabwehr, weil sie an der Bildung der Abwehrzellen (Lymphozyten) beteiligt ist.

## Cobalamin (Vitamin B12)

**Vorkommen:** reichlich in Fleisch, Fisch, Innereien, Milchprodukten, Eiern

**Eigenschaften:** Cobalamin besteht aus 4 Pyrrolringen mit einem zentralen Kobaltatom. Die Biosynthese kann von Bakterien, nicht jedoch von höheren Pflanzen und Tieren durchgeführt werden. Die Resorption des Cobalamins aus dem Intestinaltrakt ist an die Anwesenheit des „Intrinsicfaktors" gebunden, der in der Magenschleimhaut produziert wird. Cobalamin und Folsäure ergänzen sich in ihrer Wirkung als Coenzyme bei der Einschleusung von Einkohlenstoffeinheiten in den Stoffwechsel. Bis zu 1 mg Vitamin B12 kann in der Leber gespeichert werden.

**Bedarf:** Im Normalfall 10 Mikrogramm, in der Therapie bis 1000 Mikrogramm / Tag (5 Mikrogramm RDA)

**Indikationen:**

a. Perniziöse Anämie: entsteht aufgrund mangelnder Cobalaminresorption (fehlender Intrinsicfaktor). Die cobalaminabhängige Erythrozytenreifung ist gestört.

b. Vergeßlichkeit, Abgeschlagenheit, Depressionen

c. Einnahme der Antibabypille: Sie kann den Cobalamingehalt im Blut senken.

d. Diabetes mellitus

e. Alkoholismus: siehe „Niacin"

f. Stärkung des Immunsystems: siehe „Folsäure"

## Pangamsäure (Vitamin B15)

**Vorkommen:** in allen Samen, Hefe, Obst, Gemüse, Leber.

**Eigenschaften und Indikationen:** Die Pangamsäure (Gluconsäure-6-0-Dimethylaminessigsäure) steigert die Sauerstoffausnutzung in den Zellen und kann daher bei Krankheiten wie Rheuma, Angina pectoris und Migräne oft recht wirksam sein.

**Bedarf:** Im Normalfall 5 mg, in der Therapie bis 150 mg / Tag

## Biotin (Vitamin H)

**Vorkommen:** reichlich in Innereien, Hefe, Vollkorngetreide, Nüssen, Eiern, Gemüse

**Eigenschaften:** Biotin wird in vielen Mikroorganismen und Pflanzen synthetisiert. Es ist als Coenzym an Transcarboxylierungsreaktionen, also an der Energiegewinnung in den Zellen beteiligt. Ein Mangel ist selten, da die Intestinalflora genügend Biotin produziert. Durch das weitverbreitete Vorkommen wird der tägliche Bedarf auch durch die Nahrung gedeckt.

**Bedarf:** 150 - 200 Mikrogramm / Tag

**Indikationen:** Meist nur im Rahmen des B-Komplexes verabreicht.

## 1.1.3 Vitaminähnliche Wirkstoffe

### Cholin

**Vorkommen:** reichlich in Hefe, Leber, Fisch, Weizenkeimen

**Eigenschaften:** Cholin ist eine lipotrope Substanz, ein Bestandteil des Lecithins (Phosphatidylcholin), das in allen Zellen gebildet wird und ein wichtiger Bestandteil von Biomembranen ist. Es ist also kein Vitamin im eigentlichen Sinne. Lecithin ist auch Bestandteil des Enzyms Lecithin-Cholesterin-Acyltransferase (LCAT), welches nach folgendem Mechanismus arbeitet: Bei Kontakt mit peripheren Organen und Geweben vermag HDL (High Density Lipoprotein) freies zellmembranassoziiertes Cholesterin zu übernehmen, und mit Hilfe der LCAT überführt Lecithin Cholesterin in Cholesterinester. Auf diese Weise werden Cholesterinablagerungen in Organen und Geweben, also auch an den Endothelwänden vermieden (Verminderung des Arterioskleroserisikos). Ein anderer Mechanismus, bei dem Cholin eine Rolle spielt, hat einen Einfluß auf den Triglyceridstoffwechsel: An der Cholinsynthese ist die essentielle Aminosäure Methionin beteiligt. Eine proteinarme Diät führt, aufgrund des Methioninmangels, zu einem Mangel an Cholin und damit zur Umschaltung von Lecithin- auf Triglyceridsynthese mit der Folge der Entstehung einer Fettleber.

Eine weitere wichtige Funktion erfüllt Cholin als Bestandteil von Acetylcholin, einem Neurotransmitter im vegetativen Nervensystem und an den neuromuskulären Synapsen.

**Bedarf:** 0,5 - 1,5 g (!) / Tag

**Indikationen:**

a. Fettleber (eine anormale Neutralfettablagerung in den Leberzellen): Unbehandelt ist sie die Vorstufe der Leberzirrhose, die einen irreversiblen Umbau des Leberparenchyms beinhaltet, z.B. nach jahrelangem Alkoholabusus

b. Hyperlipidämie, Arterioskleroseprophylaxe

## Inositol

**Vorkommen:** Hefe, Leber, Vollkorngetreide, Obst, Nüsse, Milchprodukte

**Eigenschaften:** Inositol ist auch eine lipotrope Substanz und Bestandteil von Biomembranen (Phosphatidylinositol). Es ist die Vorstufe des „second messenger“ Inositoltriphosphat, der Stoffwechselumschaltungen im postsynaptischen Neuron (z.B. Enzyminduktionen, Änderungen von Enzymaktivitäten) auslösen kann. Ferner verbessert Inositol die Gewebedurchblutung.

**Bedarf:** 0,5 - 1,5 g (!) / Tag

**Indikationen:**

a. Schlafstörungen, Unruhezustände: zusammen mit Calcium und Magnesium

b. periphere Durchblutungsstörungen

## p-Aminobenzoesäure (PABA)

**Vorkommen:** reichlich in Innereien, Hefe

**Eigenschaften:** p-Aminobenzoesäure ist ein Baustein des Folsäuremoleküls und entfaltet seine Wirksamkeit besonders im Bereich der Haut, es kann aber auch regulierend auf die Verdauung wirken.

**Bedarf:** 50 - 1000 (2000) mg / Tag

**Indikationen:**

a. Sonnenschutz: PABA-Cremes, aber auch die Einnahme von PABA, verhüten Sonnenbrand sogar bei empfindlicher Haut.

b. Verdauungsstörungen: Bei chronischer Verstopfung (Obstipation) gibt man bis 500 mg / Tag

## Carnitin
## (Trimethylamino-ß-hydroxybuttersäure, Vitamin T)

**Vorkommen:** reichlich in Fleisch, besonders in Leber, weniger in Pflanzen

**Eigenschaften und Indikationen:** Da der oxidative Fettsäureabbau in den Mitochondrien stattfindet, muß die Fettsäure für den Abbau zunächst aus dem Cytoplasma in die Mitochondrien hineingelangen. An diesem Transport ist Carnitin beteiligt. Die entstehende Carnitylfettsäure gelangt leicht durch die innere Mitochondrienmembran in die Mitochondrienmatrix. Carnitin fördert somit die Fettoxidation und wird daher erfolgreich bei Störungen des Fettstoffwechsels und ihren Folgeerkrankungen eingesetzt.

## 1.2 Die Mineralstoffe

### Calcium

**Vorkommen:** Milch-, Vollkornprodukte, Nüsse, Eier, Bananen

**Eigenschaften:** Im Körper sind 99 % des Calciums (1,5 kg) und 80 % des Phosphats (0,7 kg) als Apatit im Skelettsystem deponiert; bei Mangelzuständen kann Calcium aus den Knochen herausgelöst werden. Das restliche Calcium liegt in freier ionisierter Form (Ca2+) und als Calmodulinkomplex (ein Polypeptid) vor. Das freie Calcium stabilisiert Zellmembranen, es kann aber auch durch Ionenkanäle in die Zelle eindringen. Im Nervengewebe ist es an der Impulsübertragung beteiligt und beeinflußt die Reizschwelle für die Auslösung der Aktionspotentiale. Der Calmodulinkomplex kann sich reversibel an zahlreiche Enzyme binden und so ihre Aktivität beeinflussen. Der Vitamin B-Komplex fördert die Calciumresorption. Um Calciumablagerungen in Arterien, Nieren und Gelenken vorzubeugen, ist es ratsam, bei längerer hochdosierter Calciumzufuhr auch Magnesium zu verabreichen (siehe auch „Magnesium“).

**Bedarf:** Im Normalfall 1 - 1,5 g / Tag

**Indikationen:**

a. Parodontose: Neben mangelnder Mundhygiene scheint Calciummangel eine Ursache zu sein, da auch die knöchernen Anteile des Zahnhalteapparates (Parodontium) abgebaut werden.

b. Osteoporose: Die Knochenentkalkung, Folge eines gestörten Calciumstoffwechsels, tritt vorwiegend bei Frauen jenseits der Menopause auf. Calciumsubstitution scheint in Kombination mit Östrogengaben sinnvoll.

c. Nervosität, Reizbarkeit, Schlaflosigkeit, Konzentrationsschwäche (vegetative Dystonie): können Folgen einer gestörten Impulsverarbeitung im Nervensystem sein (calciumabhängige Freisetzung des Neurotransmitters ist durch Calciummangel verhindert).

d. Wachstum: bis zur Beendigung des Knochenwachstums, besonders, wenn viele Nahrungsmittel verzehrt werden, die Phosphor als Zusatz enthalten (z.B. Wurst, Cola usw.).

e. übermäßige Proteinzufuhr: dadurch erhöht sich die Calciumausscheidung

f. Schwangerschaft

g. Allergien: Calcium verhindert die Freisetzung des Histamins aus den Speicherzellen, indem es die Membranen stabilisiert.

h. Muskelkrämpfe: Da Calcium zur Stabilsierung der Zellmembranen beiträgt, werden die Membranen der Muskelzellen spontan, d.h. ohne Reiz von außen, depolarisiert, wenn Calciummangel, z.B. durch starkes Schwitzen nach körperlicher Aktivität, vorliegt.

i. Unterstützung der Herztätigkeit: für eine intakte Impulsverarbeitung im Reizleitungssystem des Herzens, zusammen mit Magnesium

j. rheumatische Erkrankungen: zur Unterstützung der subchondralen Sklerosierung, zusammen mit den Vitaminen C und D3,

## Magnesium

**Vorkommen:** Vollkorn-, Milchprodukte, grünes Gemüse, Nüsse, Hülsenfrüchte

**Eigenschaften:** Der Magnesiumbestand des menschlichen Körpers beträgt ca. 30 g. 50 - 70 % sind in den Mineralien des Knochens festgelegt, doch enthalten alle Organe Magnesium in einer Konzentration von 10 - 15 mmol / kg Gewebe. Im Blut beträgt die Konzentration ca. 1 mmol / l Serum, bzw. 2,5 - 2,75 mmol / l Erythrozyten. Magnesium spielt bei allen ATP-abhängigen Reaktionen als Enzymaktivator eine wichtige Rolle, indem es durch Komplexbildung die Abspaltung der energiereichen Phosphatreste aus dem ATP erleichtert. Es wirkt ferner bei der Biosynthese der DNA und RNA mit. Magnesium hat wie Calcium einen Einfluß auf die Erregbarkeit von Muskeln und Nerven. Beide Mineralien wirken eng zusammen und sollten daher immer gemeinsam verabreicht werden, idealerweise im Verhältnis 2(Ca) : 1(Mg), wie sie im Kalkstein Dolomit vorkommen. Magnesiummangel spielt bei vielen Herzkrankheiten eine Rolle.

An Herzattacken verstorbene Personen weisen beispielsweise signifikant erniedrigte Magnesiumwerte im Herzmuskel auf. Die Aktivität der Enzyme im Herzmuskel sind magnesiumabhängig.

**Bedarf:** Im Normalfall 300 - 500 mg / Tag

**Indikationen:**

a. Calciumeinnahme: Die Einnahme hoher Calciumdosen führt zu erhöhter Magnesiumausscheidung und somit zu Magnesiummangelzuständen (Muskelkrämpfe, -zittern, Schwitzen) und kann zu Calciumablagerungen in Arterien, Nieren und Gelenken führen.

b. Nierensteine: Calciumoxalatsteine, die bei Einnahme hoher Calciumdosen entstehen können, werden durch gleichzeitige Einnahme von Magnesium und Vitamin B6 vermieden.

c. vegetative Dystonie: Magnesium wirkt wie Calcium als Sedativum.

d. Muskelkrämpfe, übermäßige körperliche Aktivität: Neben Calcium- ist auch Magnesiumeinnahme angezeigt.

e. Alkoholismus: Bei erhöhtem Alkoholgenuß wird vermehrt Magnesium ausgeschieden.

f. Hypertonie: Hoher Blutdruck ist ein Risikofaktor für die Entstehung der Arteriosklerose. Die mechanische Belastung der Gefäßwände hat eine Schädigung der Endothelien zur Folge, womit die Voraussetzung für die Bildung arteriosklerotischer Plaques geschaffen ist. Magnesium wirkt blutdrucksenkend.

g. Hyperlipidämie: Lecithin senkt den Blutcholesterinspiegel.

Die Lecithinsynthese ist Vitamin B6-abhängig und die Bildung der Coenzymform von Vitamin B6 (Pyridoxalphosphat) ist als ATP-verbrauchende Reaktion magnesiumabhängig.

h. Herzrhythmusstörungen: Magnesium wirkt stabilisierend auf das Reizleitungssystem des Herzmuskels.

i. Unterstützung der Herztätigkeit: siehe „Calcium"

j. Schwangerschaft: zusammen mit Calcium

## Phosphor

**Vorkommen:** reichlich in allen Lebensmitteln tierischer und pflanzlicher Herkunft

**Eigenschaften:** Der Körperbestand von 0,7 kg ist zu 80 % mit Calcium und Magnesium im Skelett deponiert. Phosphat ist als Puffersystem an der Kontrolle der Wasserstoffionenkonzentration der Körperflüssigkeiten und somit an der Aufrechterhaltung des Säure-Base-Gleichgewichtes des Organismus beteiligt. Phosphat ist von Bedeutung bei der Resorption von Nährstoffen, bei der Energiegewinnung und -freisetzung (Zuckerphosphate) im Körper, bei der Energieübertragung im Zellstoffwechsel (ATP) und bei der Muskel- und Gehirntätigkeit. Phosphat ist Bestandteil der Nucleinsäuren, der Biomembranen (Phospholipide) und zahlreicher Enzyme (z.B. NADP). Phosphor wird also so gut wie überall gebraucht, deshalb ist es auch in allen natürlichen Nahrungsmitteln reichlich enthalten. Da es als Additiv in der Lebensmittelindustrie eine weitverbreitete Anwendung findet, ob in Wurst, Fertiggerichten, Schmelzkäse, Cola etc., erhält unser Körper eher zuviel als zuwenig Phosphor. Zuviel Phosphor behindert jedoch die Knochenmineralisation.

Calcium wird aus den Knochen herausgelöst und es kommt in den ableitenden Harnwegen zur Bildung von Calciumphosphat, das über die Nieren ausgeschieden wird. Es entsteht also Calciummangel.

**Bedarf:** 0,8 -1 g / Tag

## Natrium, Kalium, Chlor

**Vorkommen, Körperbestand und Tagesbedarf:**
Natrium: Kochsalz, zubereitete Nahrung / 70 - 100 g / 1 - 3,3 mg
Kalium : Obst, Gemüse, Fleisch, Getreide / ca. 150 g / 2 - 3,6g
Chlor : Kochsalz, zubereitete Nahrung / 80 - 100 g / 1,7 - 5 mg

**Eigenschaften:** Der Nährstoffaustausch zwischen den Körperflüssigkeiten durch die Zellmembranen sowie der Flüssigkeitshaushalt des Körpers allgemein sind vom Natrium-, Kalium- und Chloridgehalt abhängig. Die 3 Mineralstoffe sind die wichtigsten Elektrolyte. Die ungleiche Verteilung von Kalium, Natrium und Chlor im Intra- und Extrazellulärraum machen die Erregungsleitung in den Nervenzellen und Kontraktion in den Muskelzellen möglich. Natrium, Kalium und Chlor halten außerdem das Säure-Base-Gleichgewicht, den osmotischen Druck und die Gewebespannung im Körper aufrecht.

Natrium- bzw. Chlormangel kommt bei unserer Ernährung selten vor. Durch länger andauernde starke Transpiration allerdings kann ein akuter Mangel an den wichtigsten Elektrolyten Calcium, Magnesium, Natrium, Kalium und Chlor zum Kreislaufkollaps führen. Bei längerer überhöhter Natriumchloridzufuhr besteht die Gefahr der Blutdruckerhöhung und eine Neigung zu Ödemen, weil das Natrium, das überwiegend in den Extrazellulärräumen vorliegt, Wasser bindet und dadurch das Blutvolumen bzw. das Volumen der Extrazellulärflüssigkeit erhöht wird. Das überschüssige Natrium kann auf die Dauer nicht über die Nieren eliminiert werden, stattdessen wird vermehrt Kalium ausgeschieden. 90 % des Körperbestandes an Kalium befinden sich in der intrazellulären Flüssigkeit. Da Kalium über die Nieren ausgeschieden wird, im Gegensatz zu Natrium, das zur Wasserrückresorption in den Nieren gebraucht wird, kann Kaliummangel sehr schwerwiegend sein, weil auch die Erregungsleitung im Herzmuskel gestört ist. Im Extremfall ist Herzstillstand die Folge.

Chlor ist Bestandteil der Salzsäure, die in den Belegzellen der Magenschleimhaut gebildet wird. Sie regt u. a. die Sekretion des Pankreas an. Sonst wirkt Chlor intra- wie extrazellulär als Gegenion, damit elektrische Neutralität gewährleistet ist.

**Indikationen für Kalium:**

a. regelmäßige Einnahme von Diuretika (harntreibenden Mitteln), Laxanzia (Abführmitteln), Cortisonpräparaten, Herzglycosiden

b. regelmäßige Saunabesuche

c. Bluthochdruck: infolge längerer überhöhter Natriumchloridzufuhr, wobei vermehrt Kalium ausgeschieden wird. Durch die Kaliumgaben wird auch der Wasserentzug aus dem Extrazellulärraum und dem Blut gefördert.

## Schwefel

**Vorkommen:** reichlich in Knoblauch, Lauch, Zwiebeln, Schnittlauch, Meerrettich, Eiern, Fleisch, Fisch

**Eigenschaften:** Der überwiegende Teil des Schwefels im Körper (ca. 700 g) ist als anorganisches Sulfat Bestandteil von Proteoglycanen der Extrazellulärmatrix des Binde- und Stützgewebes (Chondroitin-, Keratan-, Dermatansulfat), es ist u. a. enthalten im Keratin (Bestandteil von Epidermis, Haaren, Nägeln), im Proteoglycan Heparin (Hemmung der Blutgerinnung), im Glutathion (Radikalfänger in den Erythrozyten). Schwefel dient der Entgiftung von Steroiden, Phenolen und Alkoholen durch die Bildung von Schwefelsäureestern, die neben anorganischem Sulfat über die Nieren ausgeschieden werden. In organischer Form ist es Bestandteil von Vitaminen (Thiamin, Biotin), Hormonen (Insulin) und vor allem ist er Bestandteil der schwefelhaltigen Aminosäuren Cystein, Cystin und Methionin, über die wir Schwefel hauptsächlich mit der Nahrung aufnehmen.

**Bedarf:** ca. 850 mg / Tag

**Indikationen:**

a. Psoriasis (Schuppenflechte) und andere Hautkrankheiten: Schwefelhaltige Salben und Bäder in schwefelhaltigen Quellen können Linderung verschaffen.

b. Arthritis: Die Zufuhr von Schwefel, als Bestandteil der Proteoglycane im Knorpel, kann sich günstig auswirken.

c. Bluthochdruck, Hyperlipidämie: Die schwefelhaltige Verbindung Allicin im Knoblauch vermag die Blutfettwerte zu senken und das Blut fließfähiger zu machen, indem die Thrombozytenaggregation gehemmt wird.

## 1.3 Die Spurenelemente

### Chrom

**Vorkommen:** Bierhefe, Weizenkeime, Leber, schwarzer Pfeffer

**Eigenschaften:** Der Körperbestand an Chrom beträgt ca. 6 mg. Chrom hat eine wichtige Bedeutung bei der Vermeidung von Altersdiabetes. Bei dieser Erkrankung wird zwar genügend Insulin gebildet, es kann aber den Glucosefluß vom Blut in die Zellen, durch Permeabilitätsänderung der Zellmembran, nicht auslösen, weil an der Zellmembran ein Rezeptor für Insulin fehlt. Dieser Rezeptor ist chromhaltig („Glucosetoleranzfaktor"). Zuckermelasse und Getreidekeime enthalten Chrom, aber gerade sie sind die „Rückstände" bei der Zucker- und Weißmehlherstellung. Die Folgeerscheinungen der Diabetes, vermehrte Triglyceridsynthese mit Erhöhung der Blutfettwerte, begünstigen Arteriosklerose.

**Bedarf:** 150 - 1000 Mikrogramm / Tag oder 1 gehäufter Eßlöffel Bierhefe

**Indikationen:**

a. Altersdiabetes: Prophylaxe und Therapie

b. Arteriosklerose-, Hyperlipidämieprophylaxe

## Eisen

**Vorkommen:** reichlich in Innereien, Eiern, Hülsenfrüchte, Schalentieren

**Eigenschaften:** Der Körperbestand an Eisen beträgt 3 - 6 g. Knapp 70 % davon sind im roten Blutfarbstoff Hämoglobin lokalisiert und für den Sauerstofftransport verantwortlich. Das komplex gebundene Eisen im Hämoglobinmolekül vermag molekularen Sauerstoff reversibel zu binden. 9 % sind im Myoglobin der Muskulatur festgelegt, einem hämoglobinähnlichen Stoff, der eine noch größere Affinität zu Sauerstoff besitzt. 15 % entfallen auf Ferritin und Hämosiderin, Speicherformen für nicht unmittelbar benötigtes Eisen, die man vorwiegend im Leberparenchym und im retikuloendothelialen System (Mesenchymzellen mit den Fähigkeiten u. a. zu Phagozytose und Immunkörperbildung) findet. Die restlichen Anteile sind hauptsächlich Bestandteile der Cytochrome, die für den Elektronentransport in der Atmungskette verantwortlich sind (entscheidender Prozeß der Energiegewinnung im Intermediärstoffwechsel), und des Transferrins, der Serumtransportform des Eisens, bei dessen Bildung Kupfer eine wichtige Rolle spielt. Die Höhe des Serumtransferrinspiegels scheint mit der Lymphozytenproliferationsrate zu korrelieren, womit Eisen eine wichtige Funktion im Immunsystem zukäme. Auch Katalase, ein körpereigenes Radikalfängerenzym, enthält Eisen. Da das Eisen im Körper in sehr ökonomischer Weise immer wieder verwendet wird, und da es in der Nahrung reichlich enthalten ist, sind Mangelzustände, wenn keine starken Blutungen und keine Resorptionsstörungen vorliegen, bei erwachsenen Personen recht selten. Eisenüberladung, die zum Beispiel bei chronischem Alkoholismus zu beobachten ist, kann hingegen zu Gewebeschädigungen führen. 2-wertiges Eisen wird besser resorbiert als 3-wertiges. Ein von der Magenschleimhaut sezernierter Stoff (Gastroferrin), aber auch Vitamin C fördern die Eisenresorption im Dünndarm.

**Bedarf:** Im Normalfall 1 - 3 mg/Tag

**Indikationen:**

a. Mikrozytäre hypochrome Anämie aufgrund von Eisenmangel: 80 % aller Anämien sind Eisenmangelanämien, deren äußere Symptome sich in der Regel als allgemeine Schwäche, in starker Blässe der Haut und vor allem der Schleimhäute und häufig auch in Nagelwachstumsstörungen zeigen. Ursachen sind:
   - mangelhafte Resorption: z.B. durch Mangel an Magensäure oder nach Magenresektion.
   - gesteigerter Bedarf: während des Wachstums, der Schwangerschaft, der Stillperiode.
   - Eisenverluste: durch Blutungen, vor allem aus dem Verdauungstrakt (z.B. durch Tumoren, Hämorrhoiden, bei Gastritis etc.) und durch extreme Monatsblutungen bei der Frau, sind die häufigste Ursache eines Eisenmangels.

## Fluor

**Vorkommen:** in fast allen Nahrungsmitteln ausreichend vorhanden

**Eigenschaften:** Der Fluorbestand des menschlichen Körpers beträgt ca. 2 - 3 g. Davon sind mehr als 95 % als Fluorapatit im Skelettsystem und in den Zähnen festgelegt. Zusätzliche Fluorgaben erscheinen nur bei Kindern bis zum Abschluß der Zahnentwicklung sinnvoll, da durch Fluorid die Härte des Zahnminerals und damit die Resistenz gegen Karies zunimmt. Überhöhte Fluoridzufuhr während der Zahnentwicklung (bis zum 10. Lebensjahr) kann die Schmelzbildung beeinträchtigen und zur Zahnfluorose führen (fleckförmige gelb-braune Verfärbung der Zähne) und es kann toxisch wirken. Sinnvolle Ernährung ohne viel Zucker, die sich nicht nur auf die Zähne positiv auswirkt, und vernünftige Mundhygiene würden die Fluorzusätze übrigens überflüssig machen.

**Bedarf:** ca. 1 mg / Tag

**Indikationen:**

a. Zahnentwicklung: zur Härtung des Zahnminerals

b. Osteoporose: der Einsatz von zusätzlichem Fluor zur Osteoporoseprophylaxe ist noch umstritten

## Germanium

**Vorkommen:** in nahezu allen Nahrungsmitteln, besonders reichlich enthalten in Heilpflanzen wie Ginseng, Knoblauch, Beinwell

**Eigenschaften:** Obwohl wir Spuren von Germanium ständig mit der Nahrung aufnehmen, ist noch nicht geklärt wie es im Stoffwechsel wirkt, und ob es wirklich unentbehrlich ist. In höheren Dosen verabreicht regt es jedoch die körpereigene Interferonbildung und die Makrophagenaktivität an. Durch den anionischen Charakter sind Germaniumverbindungen in der Lage, sowohl die positiv geladenen Wasserstoffionen als auch Schwermetalle zu binden, die auf diese Weise den Körper mit dem Urin verlassen können. Durch die Abpufferung der Wasserstoffionen steigt der pH-Wert im Blut an, und das Hämoglobin gibt dadurch den Sauerstoff in den Geweben leichter ab („Bohr-Effekt"). Darüber hinaus verhindert Germanium den Abbau von Endorphinen, den körpereigenen schmerzblockierenden Substanzen, wodurch ein schmerzstillender Effekt erzielt wird. Auch bei längerer Anwendung von Germanium sind keine Nebenwirkungen beobachtet worden.

**Bedarf:** noch nicht bekannt, 1 - 3 mg / Tag werden mit der Nahrung aufgenommen, zur Leistungssteigerung werden 6 mg empfohlen, in der Krebstherapie sind Dosen bis 240 mg keine Seltenheit.

**Indikationen:**

a. Krebstherapie: zur unterstützenden Behandlung von Tumoren, weil es viel besser verträglich ist als die konventionelle

Strahlen- und Chemotherapie. Das Immunsystem wird gestärkt, Metastasierung häufig verhindert und zusätzlich tritt eine Schmerzlinderung ein.

b. Schwermetallintoxikationen: zur Therapie und Prophylaxe, da die Belastung mit Schwermetallen oft die Ursache von Allergien und Hautproblemen ist.

c. Periphere und cerebrale Durchblutungstörungen: besonders, wenn die Gefäße schon arteriosklerotisch verändert sind. Die Versorgung des Körpers kann durch die bessere Sauerstoffverwertung aufrecht erhalten werden.

d. Bluthochdruck

e. Leistungssteigerung: besonders Sportler können die bessere Sauerstoffversorgung der Gewebe zur Leistungsteigerung nutzen.

## Jod

**Vorkommen:** besonders reichlich in Seefischen und anderen Meeresprodukten und in jodiertem Speisesalz

**Eigenschaften:** Der Körperbestand an Jod beträgt 20 - 50 mg, davon ist ca. 1/4 in der Schilddrüse festgelegt. Jod ist Bestandteil der stoffwechselregulierenden Schilddrüsenhormone Thyroxin (Tetrajodthyronin, T4) und Trijodthyronin (T3), die, in physiologischen Dosen, den Sauerstoffverbrauch in den Geweben und den Grundumsatz steuern. Durch die anabole Wirkung ist es ein wichtiges Wachstumshormon. Bei Jodmangel ist die Synthese der Schildrüsenhormone herabgesetzt und die Folgen sind eine Erniedrigung des Grundumsatzes (Trägheit, Gewichtszunahme), Erniedrigung der Körpertemperatur und häufig Kropfbildung (Kompensation der Unterfunktion durch Massenzunahme). Bei Jugendlichen kommt es zu Wachstumsstörungen (Zwergwuchs) und ausbleibender oder verzögerter geistiger Entwicklung (Kretinismus). Da in Jodmangelgebieten sowohl das Trinkwasser als auch die Nahrung zuwenig Jod enthalten, wird dort dem Speisesalz Jod zugesetzt. Zuviel Jod kann allerdings bei empfindlichen Personen Jodakne hervorrufen.

**Bedarf:** 0,1 - 0,15 mg / Tag

**Indikationen:**

a. Mangelnde Produktion der Schilddrüsenhormone aufgrund von Jodmangel: Zur Sicherung der Diagnose werden die T3- und T4-Werte und das Serumjod im Blut bestimmt.

## Kobalt

**Vorkommen:** Vitamin B12-haltige Nahrungsmittel

**Eigenschaften:** Die Gesamtmenge des Kobalts im menschlichen Körper beträgt 1 - 2 mg. Die einzige bekannte Funktion ist seine Beteiligung am Aufbau des Cobalamins (Vitamin B12).

## Kupfer

**Vorkommen:** in fast allen Nahrungsmitteln, besonders reichlich in Innereien, Fisch, Schalentieren, Nüssen, Kakao, Grüngemüse

**Eigenschaften:** Der Gesamtbestand an Kupfer im Körper beträgt 100 - 150 mg, die regelmäßig im Blut und in allen Organen verteilt sind. Kupfer ist Bestandteil vieler Enzyme im Proteinstoffwechsel, aber auch anderer, z. B. der Cytochromoxidase (Enzym der Atmungskette, enthält auch Eisen), der Katalase (körpereigenes Radikalfängerenzym, enthält auch Eisen), der Superoxiddismutase (körpereigenes Radikalfängerenzym) etc. Zwischen Kupfer- und Eisenstoffwechsel bestehen insofern enge Beziehungen, als Kupfer die Resorption des Eisens aus dem Intestinaltrakt begünstigt und für die Hämoglobinsynthese notwendig ist. Bei Kupfermangel entsteht eine hypochrome mikrozytäre Anämie, die nicht durch Eisengaben gebessert werden kann. Viel häufiger ist heute allerdings Kupferüberschuß zu beobachten. Besonders über die kupfernen Wasserleitungen, aus denen besonders bei niedrigen pH-Werten Kupferionen herausgelöst werden, wird unser Organismus mit Kupfer überschwemmt. Durch Einnahme von Östrogenen (Antibabypille) und durch starkes Rauchen wird der Kupferspiegel erhöht und durch Zinkmangel wird die Anreicherung von Kupfer im Blut und Gewebe begünstigt. Überhöhte Serumkupferwerte sind sind bei vielen Krankheiten festzustellen. Bei Arthritis, Bluthochdruck und Herzinfarkt ebenso wie bei Schizophrenie, Psychosen und Depressionen. Auch Hyperaktivität bei Kindern scheint ihre Ursache in zu hoher Kupferbelastung zu haben.

**Bedarf:** 1 - 2 mg / Tag

Die Überlastung mit Kupfer ist ein Beispiel für ein Nährstoffungleichgewicht, welches viele Krankheitserscheinungen zur Folge hat, denn viele Spurenelemente wirken in hohen Dosen toxisch.
Zink und Mangan zusammen mit Vitamin C vermindern die Kupferresorption und Molybdän fördert die Ausscheidung über die Galle.

## Mangan

**Vorkommen:** vor allem in tropischen Früchten, weniger in Vollkorn, grünem Gemüse, Walnüssen, Sonnenblumen-, Kürbiskernen.

**Eigenschaften:** Mangan ist ein Spurenelement, welches in intensiv bewirtschafteten Böden häufig zuwenig enthalten ist. Dabei ist es von hoher orthomolekularer Bedeutung, und es ist auch in hohen Dosen (bis zu 300 mg) nichttoxisch, obwohl der Körperbestand nur 10 - 20 mg beträgt, der sich auf alle Organe gleichmäßig verteilt. Innerhalb der Zelle in den Mitochondrien und im endoplasmatischen Retikulum reichert sich das Mangan an. Es ist Bestandteil vieler Enzyme (z.B. Superoxiddismutase, ein körpereigenes Radikalfängerenzym, enthält auch Zink) aber auch Enzymaktivator, z.B. der Glycosyltransferasen, die für die Synthese von Oligosacchariden, Glycoproteinen und Proteoglycanen verantwortlich sind (Aufbau von Knorpel, Knochen, Bindegewebe). Daher wird Mangan erfolgreich bei vielen Gelenk- und Bindegewebsleiden angewendet (Indikationen a. - e.). Mangan in hohen Dosen kann zu Bluthochdruck führen.

**Bedarf:** Im Normalfall ca. 4 mg, in der Therapie bis 300 mg / Tag.

**Indikationen:**

a. Bandscheibenschäden

b. Gewebeschwächen (z.B. Krampfadern, Hernien)

c. Wachstumsschmerzen bei Jugendlichen

d. chronische Gelenkschmerzen

e. Arthritis und Arthrose: Mangan fördert neben dem Knorpel- und Knochenaufbau auch die Kupferausscheidung, denn bei Patienten mit Arthritis sind hohe Serumkupferwerte fest-zu stellen.

f. Erhöhter Kupferspiegel: Mangan und Zink (1 : 20) zusammen mit Vitamin C

g. Hypotonie: Mangan erhöht in höheren Dosen (25 - 50 mg) den Blutdruck

h. Epilepsie, Schizophrenie, Depressionen: In allen Fällen wird der Zustand der Patienten durch zusätzliche Manganzufuhr gebessert.

i. Hyperaktivität, Lernstörungen: Auch bei hyperaktiven Kindern werden erhöhte Serumkupferwerte festgestellt.

j. Chemikalienüberempfindlichkeit: Das Enzym Superoxiddismutase fängt die freien Radikale ab, die von Chemikalien erzeugt werden.

k. Allergien: Mangan verhindert die Histaminfreisetzung aus den Speicherzellen.

l. Demenz

## Molybdän

**Vorkommen:** Vollgetreide, Sojabohnen, Sonnenblumenkerne, Reis, Mais, Leber, Eier.

**Eigenschaften:** Molybdän ist im Körper nur in sehr geringen Mengen vorhanden. Es ist Bestandteil einiger Flavoproteine (Enzyme mit FMN oder FAD als Coenzym), z.B. der Xanthinoxidase (Abbau der Purine zu Harnstoff), der Nitritreduktase und der Sulfitoxidase. Sulfite und Nitrite sind heute vielen Nahrungsmitteln als Konservierungsstoffe zugesetzt. Nitrite (z.B. Nitritpökelsalz in Schinken und Wurstwaren) können im Körper zu den karzinogenen Nitrosaminen umgewandelt werden. Die Nitritreduktase reduziert Nitrit zu Stickstoff, bzw. Stickstoffoxid und macht es damit unschädlich. Sulfite sind vielen Nahrungsmitteln (Wein, Bier, Wurst, Früchten, Gemüse, Sauerkonserven usw.), aber auch vielen Medikamenten zugesetzt und erzeugen häufig Überempfindlichkeitsreaktionen, wie Übelkeit, Atemnot, Hautallergien, Schwellungen, die bis zum anaphylaktischen Schock führen. Die Sulfitoxidase oxidiert die Sulfite zu Sulfaten, die über die Niere ausgeschieden werden. Da in der modernen Ernährung die konservierten Nahrungsmittel leider eine größere Rolle spielen als die molybdänhaltigen (vorwiegend Vollkorn), scheint eine zusätzliche Molybdänzufuhr unerläßlich, damit die Nahrungsmittelzusatzstoffe, und damit ihre Wirkungen, entschärft werden.

Molybdän soll auch helfen Karies zu verhindern und Potenzstörungen im fortgeschrittenen Alter zu bessern.

**Bedarf:** 0,5 - 1,5 mg / Tag

**Indikationen:**

a. Prophylaxe und Therapie gegen die Wirkung bestimmter Nahrungsmittelzusatzstoffe

b. Kariesprophylaxe

c. Potenzstörungen

## Nickel

Es ist noch nicht erwiesen, ob Nickel im Stoffwechsel eine bestimmte Funktion übernimmt, es ist lediglich nachgewiesen, daß die Blutserumwerte bei bestimmten Krankheiten erhöht (z.B. bei Herzinfarkt, schweren Verbrennungen) und bei anderen erniedrigt sind (z.B. bei Leberzirrhose, Nierenversagen). Ferner scheint es die Wirkung von Adrenalin zu beeinflussen.

## Selen

**Vorkommen:** reichlich in Getreidevollkorn, Meerestieren, Innereien, Pilzen, weniger in Hefe

**Eigenschaften:** Der Körperbestand an Selen beträgt ca. 30 mg. Selen ist ein essentieller Bestandteil der Glutathionperoxidase, einem Enzym in den Erythrocyten, das im aktiven Zentrum die Aminosäure Selenocystein enthält, in der das Schwefelatom durch ein Selenatom ersetzt ist. Glutathionperoxidase schützt die Erythrocyten, aber auch die Bestandteile anderer Zellen (Fettsäuren, Proteine, Kohlenhydrate, Nucleinsäuren), ähnlich wie das Vitamin E, vor der Peroxidation durch freie Radikale, insbesondere Sauerstoffradikale, die zu einer Zellschädigung durch Strukturveränderung führt. Radikalreaktionen spielen eine wichtige Rolle bei der Zellalterung und bei der Entstehung von Krebs. Es ist nachgewiesen daß besonders Krebspatienten unter Selenmangel leiden. Glutathionperoxidase ist das wichtigste antioxidative Enzym, es kann u.a. die Funktion der Katalase, z.B. bei deren genetischem Mangel, übernehmen.

Darüber hinaus ist Selen in der Lage, Schwermetalle wie Quecksilber, Blei, Arsen und Cadmium zu neutralisieren, bzw. ihre Absorption im Körper zu verhindern.

Der gesamte europäische Raum ist Selenmangelgebiet, darum ist die ausreichende Versorgung mit Selen über die in der EG produzierten Nahrungsmittel problematisch. In dieser Zeit wachsender Umweltbelastung sollte Selen daher zum Zweck des Zellschutzes, zusammen mit den anderen Antioxidantien (Vitamine A, E, C), zusätzlich eingenommen werden. Überdosierungen äußern sich zunächst in Übelkeit, Erbrechen und Durchfall. In sehr hohen Dosen ist Selen hochtoxisch.

**Bedarf:** 50 - 200 Mikrogramm, wobei die Toxizitätsgrenze individuell sehr unterschiedlich ist.

**Indikationen:**

a. Zellschutz, Krebsprophylaxe und -therapie: Die antioxidati ve Wirkung macht man sich auch bei der Therapie der folgenden Erkrankungen zunutze (Indikationen b. - e.):

b. Infektabwehr: siehe „Vitamin E“

c. Arthritis

d. Arteriosklerose (Prophylaxe)

e. Kardiomyopathien

f. verschiedene Hautkrankheiten

g. Schwermetallintoxikationen, Chemikalienüberempfindlichkeiten

## Silicium

Der Körperbestand des zweithäufigsten Elementes der Erdkruste beträgt ganze 5 mg, die sich auf Arterien, Knorpelstrukturen, Sehnen und Haut, besonders Hornhaut, verteilen. Über die funktionelle Bedeutung des Siliciums liegen noch keine gesicherten Erkenntnisse vor, dennoch gibt es einige Hinweise: arteriosklerotische Arterien enthalten wesentlich geringere Siliciummengen als gesunde, und die Häufigkeit der Arteriosklerose ist größer in Gegenden mit niedrigen Siliciumwerten des Trinkwassers.

## Vanadium

Auch Vanadium ist ein Element, dessen Bedeutung im menschlichen Organismus noch nicht geklärt ist. Es ist in den meisten Geweben enthalten und wird ständig verbraucht, ein Hinweis auf seinen möglicherweise essentiellen Charakter. Ein hemmender Einfluß auf die Cholesteriensynthese, und somit auf die Entstehung von Arteriosklerose, ist nicht auszuschließen.

## Zink

**Vorkommen:** Fleisch, Innereien, Meerestiere, Milchprodukte, Getreidevollkorn

**Eigenschaften:** Der menschliche Körper enthält ca. 4 g Zink, die für das Wachstum und die regelrechte Funktion des Stoffwechsels notwendig sind. Zink ist in allen Organen sowie in den Erythrozyten und Leukozyten enthalten und dort vor allem Bestandteil von Enzymen, z.B. der Superoxiddismutase (körpereigenes Radikalfängerenzym, enthält auch Mangan), der Glutamat-Dehydrogenase (Harnstoffsynthese in der Leber), der Alkohol-Dehydrogenase (Alkoholabbau in der Leber), der Nierenphosphatasen (Rückresorptionsvorgänge in der Niere), der Carboanhydrase (in den Erythrozyten, verantwortlich für den CO2-Transport), der alkalischen Posphatasen (sind u.a. für die Knochenneubildung verantwortlich), um nur einige Enzyme zu nennen. Zink wirkt als Stabilisator biologischer Membranen, und es ist als Bestandteil DNA-bindender Enzyme an der Synthese von Nucleinsäuren und Proteinen beteiligt. Aufgrund dieser Rolle in der Proteinbiosynthese und während der Zellteilung kommt diesem Spurenelement eine besondere Rolle im Immunsystem zu. Ferner nimmt Zink an der Bildung der Speicherform von Insulin in den ß-Zellen des Pankreas teil. Dieser Auszug aus der Liste der vielfältigen biochemischen Funktionen, soll einen Eindruck darüber vermitteln, was für eine wichtige Rolle Zink in vielen zentralen Stoffwechselprozessen spielt. Gerade Zink gehört aber zu den Spurenelementen, an denen es den intensiv bewirtschafteten Böden mangelt, und unsere moderne „Weißmehlernährung" trägt auch dazu bei, daß Zinkmangel in der Bevölkerung weit verbreitet ist. Die Resorption wird durch Calcium, Kupfer, Mangan, Eisen und auch durch Folsäure behindert. Zink sollte daher separat, am besten abends, genommen werden. Es ist nichttoxisch, jedoch können starke Überdosierungen zu Erbrechen und Durchfall führen.

**Bedarf:** Im Normalfall 10 - 15 mg / Tag

**Indikationen:**

a. Akrodermatitis enterohepatica: eine erbliche Zinkmangelkrankheit, die auf Malabsorption beruht. Sie äußert sich in Hautveränderungen in der Umgebung aller Körperöffnungen und an den Akren. Zu den Symptomen gehören u.a. die Besiedlung mit Candida albicans, Durchfall, Ausfall sämtlicher Körperhaare. Hohe Zinkdosen (bis 150 mg) bringen Therapieerfolge.

b. Akne vulgaris und andere Hautkrankheiten: Akne vulgaris wird erfolgreich behandelt mit einer individuellen Kombination von Zink, Selen und der Vitamine A, E und Folsäure.

c. Infektabwehr: Zink übt einen Einfluß auf die zelluläre Abwehr aus, indem es mit Hilfe zinkabhängiger Enzyme in den Phagozytoseprozeß der Makrophagen eingreift.

d. verzögertes Wachstum: tritt häufig in Zinkmangelgebieten auf.

e. verzögertes Eintreten der Geschlechtsreife: siehe c.

f. Lebererkrankungen: Zink ist Coenzym vieler Leberenzyme, u.a. der Alkohol-Dehydrogenase.

g. Alkoholismus: siehe e.

h. Diabetes mellitus

i. Wundheilung: in Kombination mit Vitamin C

j. präsenile Demenz

k. Schizophrenie, Depressionen, Hyperaktivität: verbunden mit hohem Kupferspiegel. Zink verhindert die Anreicherung im Blut und Gewebe.

l. chronische Neigung zu Infektionen

m. Schwangerschaft: Verminderung des Risikos von Fehlgeburten und Mißbildungen.

n. Störungen der Geruchs- und Geschmacksempfindungen

o. weiß gefleckte Fingernägel

p. vorzeitiges Ergrauen der Haare

q. Störungen des Haarwachstums

r. Hypotonie: zusammen mit Mangan und den Vitaminen C und B6

s. Schwermetallintoxikationen

t. Chemikalienüberempfindlichkeit: siehe „Mangan“

u. Schlafstörungen

v. Arthritis: Zink fördert die Kupferausscheidung (siehe „Mangan“)

w. Epilepsie

**Zinn**

Zinn ist im Körper regelmäßig vorhanden, jedoch ist nicht sicher, ob es für den Menschen essentiellen Charakter besitzt. Bei Versuchstieren ergeben sowohl Zinnmangel als auch eine Belastung mit unphysiologisch hohen Zinnmengen eine Wachstumsverminderung. Beim Menschen halten sich die Zinnwerte, durch die Aufnahme zum Teil zinnhaltiger Konservierungsstoffe und der Inhalte zinnhaltiger Konservendosen über die Nahrung und durch das Einatmen von Zinnverunreinigungen der Atemluft, in physiologischen Grenzen.

## 1.4 Die Aminosäuren

### 1.4.1 Essentielle Aminosäuren

Die essentiellen Aminosäuren können vom Organismus nicht durch Eigensynthese hergestellt werden und müssen mit der Nahrung zugeführt werden. Sie sind für Wachstum, Erhaltung und Fortpflanzung unentbehrlich. Bei einem Mangel an essentiellen Aminosäuren wird die Stickstoffbilanz negativ, d.h. daß das Verhältnis von Nahrungsstickstoff/ausgeschiedenem Stickstoff (Harn, Faeces) < 1 wird. Wachstumsstillstand und ernsthafte Stoffwechselstörungen sind ebenso die Folge wie die Schwächung der humoralen und zellulären Immunität, denn die Funktion des Immunsystems hängt letztlich auch von der Verfügbarkeit essentieller Aminosäuren für die Proteinbiosynthese ab.

## Isoleucin

**Indikationen:** Isoleucin ist ein essentieller Proteinbaustein und wird auch bei der Therapie der Schizophrenie zusammen mit Niacin angewendet. Dabei verstärkt Isoleucin die Wirkung von Niacin, indem es dessen Ausscheidung herabsetzt.

## Leucin

**Indikationen:** Leucin wird meist in Kombination mit Isoleucin und Valin bei unphysiologischen Streßzuständen verabreicht.

## Lysin

**Eigenschaften:** In vielen Carboxylasen (Enzyme, die CO2-Gruppen übertragen) ist die Aminogruppe des Lysins Verknüpfungspunkt zwischen Biotin (Coenzym) und Protein (Apoenzym). Lysin fehlt in den meisten Getreideproteinen, die daher keine biologisch vollwertigen Proteine sind. Es ist am Aufbau von Trypsin (proteinspaltendes Enzym des Pankreas) beteiligt, es ist wesentlich (mit ca. 30%) am Aufbau des Kollagens beteiligt, und es ist wichtig für optimales Wachstum.

**Indikationen:**

a. Herpes simplex: Die Viruserkrankung äußert sich in der Ausbildung zahlreicher, sich gruppenförmig zusammenschließender, flüssigkeitsgefüllter Bläschen im Bereich der Schleimhaut der Nase, Lippen und äußeren Geschlechtsteile. Lysin ist ein Antagonist zu Arginin, einer nichtessentiellen Aminosäure, die das Substrat der Herpesviren darstellt.

b. Schwangerschaft, Wachstum, Rekonvaleszenz

c. vegetarische Ernährungsweise: Da Lysin in vielen pflanzlichen Nahrungsmitteln gar nicht oder nur unzureichend enthalten ist und auch beim Kochen zerstört wird, kann es leicht zu einem Mangel an Lysin kommen. Die Verringerung der Aktivität lebenswichtiger Enzyme ist die Folge.

d. Wundheilung: Lysin ist am Aufbau des Kollagens beteiligt.

## Methionin

**Eigenschaften:** Methionin ist, wie die anderen schwefelhaltigen Aminosäuren Cystein und Cystin, für uns die wichtigste Quelle des organisch gebundenen Schwefels. Die Aminosäure Methionin ist nicht nur Proteinbaustein, sondern ist auch an zahlreichen Methylierungsreaktionen (Übertragung von CH3-Gruppen) im Intermediärstoffwechsel beteiligt. Zum Beispiel sind zahlreiche Entgiftungsvorgänge in der Leber Methylierungsreaktionen, genauso wie die Bildung des Cholins, einem Bestandteil des Lecithins, und die Umwandlung von Noradrenalin zu Adrenalin.

**Indikationen:**

a. Leberschutz: Zur Unterstützung der Entgiftungsreaktionen in der Leber und zur Therapie der Fettleber (siehe unter „Cholin"), z.B. bei Alkoholismus.

b. geistige Störungen: Die Wirkung ist auch durch eine Methylierungsreaktion zu erklären (siehe unter "Vitamin B3").

c. Unterstützung der Wundheilung: Die Basalmembranen von Blutgefäßen enthalten schwefelhaltige Kollagene (Kollagen Typ IV). Schwefelhaltige Aminosäuren unterstützen die Gefäßeinsprossung.

d. Allergien: Methionin gilt als natürliches Antihistaminikum, weil es in der Lage ist, die Bluthistaminwerte, durch Methylierung des Histamins, zu senken.

e. Zystische Fibrose: Diese pathologische Vermehrung des Bindegewebes, die alle Organe betreffen kann, kann mit Vitamin B6 und Methionin, unter Einhaltung einer bestimmten Diät, geheilt werden.

## Phenylanalin

**Eigenschaften:** Die aromatische Aminosäure Phenylanalin kann in der Leber leicht zu Tyrosin, einer nichtessentiellen Aminosäure, umgewandelt werden. Tyrosin ist Ausgangsmaterial für die Synthese der Hormone der Schilddrüse (Thyroxin, Trijodthyronin) und des Nebennierenmarks (Adrenalin, Noradrenalin) sowie des Pigments Melanin, die alle Dihydroxyphenylanalin (DOPA) als Vorstufe haben. Aus DOPA entsteht Dopamin, ein wichtiger Transmitter im Zentralnervensystem, aus dem Noradrenalin und Adrenalin gebildet werden.

**Indikationen:**

a. Schmerzzustände: Phenylanalin vermindert den Abbau von Endorphinen, körpereigenen schmerzstillenden Stoffen, und wirkt somit als natürliches Analgetikum.

b. Morbus Parkinson: Diese Krankheit des zentralen Nervensystems hat ihre Ursache in der mangelnden Produktion von Dopamin in bestimmten Bereichen des Mittelhirns (Substantia nigra). Eine bewährte Therapie besteht in der Verabreichung von DOPA, da Dopamin die Blut-Hirn-Schranke nicht zu passieren vermag. Auch die Verabreichung von Phenylanalin kann Erfolge bringen.

c. Depressionen

## Threonin

**Eigenschaften:** Für Threonin sind keine speziellen Indikationen bekannt, jedoch ist sie als essentielle Aminosäure wichtig für ein gesundes Wachstum, auch führt ein Mangel zu Störungen der Knochenentwicklung. Threonin fehlt, wie Lysin, in den meisten Getreideproteinen.

## Tryptophan

**Eigenschaften:** Diese Aminosäure ist in den meisten Proteinen zu 1 - 2 % enthalten, fehlt jedoch z.B. in Kollagen und Insulin. Tryptophan bildet die Vorstufe von Nicotinsäure, hat also den

Charakter eines Provitamins, und bildet das Ausgangsmaterial für die Biosynthese des Serotonins (Transmitter im zentralen Nervensystem) und des Melatonins (Epiphysenhormon, hemmt die Entwicklung der Gonaden bis zum Eintritt der Geschlechtsreife).

**Indikationen:**

a. Schlaf-, Einschlafstörungen: Die Wirkung ist wahrscheinlich durch die Beteiligung des Serotonins an der Regulation des Schlaf/Wachrhythmus zu erklären.

b. Schmerzzustände: Die Verminderung der Schmerzempfindung ist unter Umständen auch auf eine Wirkung von Serotonin zurückzuführen, da es auch an der Regulation sensorischer Wahrnehmungen beteiligt ist.

c. Depressionen

## Valin

**Eigenschaften:** Valin ist eine essentielle, für das Wachstum wichtige Aminosäure. Spezielle Indikationen sind nicht bekannt.

## 1.4.2 Nichtessentielle Aminosäuren und Derivate

Es gibt vierzehn nichtessentielle Aminosäuren. Einige von ihnen, bzw. ihre Derivate, haben bereits orthomolekulare Bedeutung erlangt.

### Histidin

**Eigenschaften:** Histidin ist eine halbessentielle Aminosäure, d.h. Erwachsene können ohne Nahrungshistidin für kürzere Perioden ein Stickstoffgleichgewicht aufrechterhalten, Säuglinge und Kinder benötigen es jedoch für das Wachstum. Zuweilen wird Histidin erfolgreich bei rheumatischer Arthritis angewendet. Das biogene Amin des Histidins ist das Histamin.

### Cystein, Cystin

**Eigenschaften:** Cystein und Cystin sind schwefelhaltige Aminosäuren, ebenso wie Methionin, aus der sie gebildet werden können. Dabei entsteht durch Demethylierung von Methionin zunächst Homocystein und im Verlauf zweier weiterer Reaktionsschritte Cystein. Aus 2 Molekülen Cystein kann im Körper durch einen oxidativen Prozeß leicht Cystin synthetisiert werden. Cystein ist ein wesentlicher Bestandteil der Glutathionperoxidase (siehe „Selen“). Im Keratin, dem Hauptprotein der Haare und Hornsubstanzen (Nägel, Außenschicht der Epidermis), ist Cystin zu 12 % enthalten. Cystein und Cystin bilden mit Schwermetallen wasserlösliche Verbindungen, die mit dem Urin ausgeschieden werden können. Als Supplement wird meist Cystein verabreicht, da es die biochemisch aktivere Form darstellt.

**Indikationen:**

a. Haarausfall, Haar-, Nagelwachstumsstörungen

b. Wundheilung, Unterstützung der Hautregeneration: z.B. nach Operationen und Verbrennungen

c. Regeneration von geschädigten Schleimhäuten

d. Schwermetallintoxikationen

## Taurin

**Eigenschaften und Indikationen:** Taurin ist keine Aminosäure, sondern eine schwefelhaltige Verbindung, die beim Abbau des Cysteins bzw. Cystins entsteht. Es ist an der Rückresorption der Gallensäuren aus dem Darm beteiligt, die eine entscheidende Rolle bei der Fettverdauung spielen. Es beeinflußt auch den Zuckerstoffwechsel, indem es die Wirkung des Insulins unterstützt (Senken des Blutzuckerspiegels). Darüber hinaus scheint Taurin bludrucksenkend und vor allem stabilisierend auf die Membranen von Nervenzellen zu wirken. Seine erfolgreiche Anwendung bei Patienten mit Herzrhythmusstörungen, aber auch bei einigen mit Epilepsie sprechen für eine derartigen Effekt.

## Glutamin

**Eigenschaften:** Glutamin ist das Säureamid der Aminosäure Glutaminsäure. Es spielt eine wichtige Rolle bei der Entgiftung des Ammoniaks ($NH_3$), das eine stark neurotoxische Substanz darstellt. Ein Anstieg der Ammoniakkonzentration im Blut führt zu Vergiftungserscheinungen, die sich in Zittern, verwaschener Sprache und Sehstörungen äußern und auf die Dauer zu geistiger Retardierung führen. In schweren Fällen treten Coma oder sogar Tod ein. Das bei dem Abbau von Aminosäuren entstehende Ammoniak wird hauptsächlich durch die Harnstoffsynthese in der Leber aus dem Blut entfernt, aber auch in einer Reaktion, bei der Glutaminsäure mit Ammoniak zu Glutamin reagiert. Das biogene Amin der Glutaminsäure ist die Gamma-Aminobuttersäure, ein inhibitorischer Transmitter im Zentralnervensystem.

**Indikationen:**

a. Alkoholismus: Da bei Alkoholikern Leberinsuffizienz bzw. sogar Leberzirrhose vorliegt, bei der das funktionelle Leberparenchym durch Bindegewebe ersetzt ist, ist die Einschleusung von Ammoniak in den Harnstoffzyklus stark vermindert, und es kommt zu den für Alkoholiker typischen Vergiftungserscheinungen. Mit Glutamin unterstützt man die Entgiftung. Es kann, im Gegensatz zu Glutaminsäure, die Blut-Hirnschranke passieren und wird durch Reaktion mit einem anderen Abbauprodukt von Aminosäuren (Alpha-Ketoglutarat) zu Glutaminsäure umgebaut (1 Molekül Glutamin ergibt dabei 2 Moleküle Glutaminsäure), die somit zur Aufnahme von Ammoniak zur Verfügung steht.

b. Lernschwierigkeiten bei Kindern: Die Verminderung der Gamma-Aminobuttersäurekonzentration ist von einer erhöhten Erregbarkeit des Nervensystems begleitet, die für Konzentrationsschwäche und Lernschwierigkeiten verantwortlich sein kann. Durch Glutamin, das im Zentralnervensystem zu Glutaminsäure umgebaut wird, die ihrerseits von der Glutamatdecarboxylase in Gamma-Aminobuttersäure umgewandelt wird (auf ausreichende Vitamin B6-Zufuhr achten! Siehe unter „Vitamin B6"), kann die normale Konzentration und damit eine Besserung des Zustandes erreicht werden.

c. unruhiger Schlaf: gleicher Mechanismus

d. Epilepsie

## 1.5 Die essentiellen Fettsäuren

Die mehrfach ungesättigten Fettsäuren Linolsäure und Alpha-Linolensäure, die auch als essentielle Fettsäuren bezeichnet werden, nehmen eine Sonderstellung ein, da ihr völliges Fehlen in der Nahrung zu Mangelerscheinungen führt, die durch Wachstumsstillstand, Dermatitis, Nierenschädigung und Beeinträchtigung der Fortpflanzung charakterisiert ist. Dies erklärt sich daraus, daß die ungesättigten Fettsäuren in hohen Konzentrationen in den glandulären Organen, vor allem in den Gonaden zu finden sind und einen hohen Anteil an den Membranlipiden der Zellen und der subzellulären Partikel besitzen.

### Linolsäure

**Eigenschaften und Vorkommen:** Die Linolsäure ist eine Omega-6-Fettsäure, die vorwiegend in pflanzlichen Ölen vorkommt (Sonnenblumen-, Soja-, Distelöl, Nachtkerzenöl enthalten 50-70 %, Olivenöl ca. 10 %). Aus ihr kann, über das Zwischenprodukt Gamma-Linolensäure, die zweite wichtige Omega-6-Fettsäure Arachidonsäure gebildet werden, die Bestandteil von Biomembranen ist und unter dem Einfluß einer Phospholipase A2 aus seiner Bindung freigesetzt werden kann. Durch weitere enzymatisch vermittelte Umwandlung wird die freie Arachidonsäure in außerordenlich stark wirksame Lokalhormone umgewandelt (Prostaglandine, Prostacyclin PGI2, Thromboxan A2 und Leukotriene), die für physiologische Abläufe und pathophysiologische Mechanismen, zum Beispiel Entzündungsvorgänge, große Bedeutung besitzen.

**Indikationen:**
Die vielfältigen Stoffwechseleffekte der Prostaglandine eröffnen zahlreiche therapeutische Anwendungsmöglichkeiten. Sie liegen beispielsweise in der Behandlung von Asthmabronchiale (krampflösende Wirkung von Prostaglandin E1 auf die Bronchialmuskulatur), von Magengeschwüren (Zurückdrängung der Magensekretion), von Kreislauferkrankungen (blutdrucksenkende Wirkungen der Prostaglandine vom E-Typ) und von Allergien und Hautekzemen (ausgelöst durch einen Mangel an Prostaglandin E, das normalerweise die Immunglobulin E-abhängige Histaminausschüttung kontrolliert).

Aus dem Wirkungsmechanismus des Prostacyclins PGI2 und des Thromboxans A2 ergibt sich, daß zwischen Ihnen ein sogenannter funktioneller Antagonismus bezüglich Thrombozytenaggregation und Gefäßweite herrscht. Während Prostacyclin PGI2, das in Endothelzellen gebildet wird, die Aggregation und die Adhäsion von Thrombozyten hemmt und vasodilatatorisch wirkt, fördert das in den Thrombozyten gebildete Thromboxan A2 die Aggregation und Adhäsion von Thrombozyten und hat einen vasokonstriktorischen Effekt auf die Gefäßwand.

Für die Vorgänge bei der Entzündung sind vor allem die Leukotriene B4 wichtig, da sie die chemotaktische Aktivität der

Leukozyten erhöhen und somit ihre Immigration in das entzündete Gewebe stimulieren.

## Alpha-Linolensäure

**Eigenschaften und Vorkommen:** Die Alpha-Linolensäure ist das Ausgangsprodukt für zwei andere wichtige Omega-3-Fettsäuren, die Eicosapentaen- und die Docosahexaensäure. Da Alpha-Linolensäure nur in sehr geringen Konzentrationen in den pflanzlichen Ölen vorkommt und auch sonst in derNahrung spärlich vorhanden ist, und da die Bildung der Eicosapentaen- und Docosahexaensäure nur eingeschränkt möglich ist (das Enzym Desaturase, das sowohl Omega-3- als auch Omega-6-Fettsäuren umsetzt, hat eine höhere Affinität zu den Omega-6-Fettsäuren), ist es ratsam, die beiden desaturierten Endglieder mit der Nahrung aufzunehmen. Besonders die aus der Eicosapentaensäure hervorgehenden Thromboxane A3 und Prostacycline PGI3 besitzen wichtige Stoffwechselfunktionen. Zwischen ihnen herrscht kein funktioneller Antagonismus wie zwischen den Thromboxanen A2 und den Prostacyclinen PGI2. Dadurch entsteht eine vasodilatatorische und die Aggregation der Thrombozyten hemmende Wirkung, wodurch die Blutviskosität herabgesetzt wird.

Die Eicosapentaen- und Docosahexaensäure sind reichlich in Kaltwasserfischen enthalten und es gibt sie auch schon in Form von Fisch- bzw. Lachsölkapseln zu kaufen. Die ungesättigten Fettsäuren brauchen größere Mengen Vitamin E als Oxidationsschutz.

**Indikationen:**
Arteriosklerose-, Herzinfarktprophylaxe: Neben der gefäßerweiternden und blutviskositätvermindernden Wirkung (Verminderung der Thrombosegefahr, Blutdrucksenkung) senkt Eicosapentaensäure die Cholesterin- und hebt die HDL-Werte im Blut.

# 2. Ausgewählte Erkrankungen und Möglichkeiten ihrer orthomolekularen Heilbehandlung oder Prophylaxe

Die Auflistung der einzelnen Nährstoffe erfolgt stichwortartig. Kurzbeschreibungen der Erkrankungen und die Wirkmechanismen der entsprechenden Nährstoffe sowie eventuelle Dosierungsvorschläge sind, sofern Erfahrungswerte vorliegen, im speziellen Teil 1. („Die einzelnen Nährstoffe....") nachzulesen.

## 2.1 Erkrankungen des Bewegungsapparates

| | |
|---|---|
| Bandscheibenschäden: | Mangan |
| Wachstumsschmerzen und chronische Gelenkschmerzen: | Mangan |
| Gicht: | Folsäure + Vitamin C |
| Muskelkrämpfe: | Calcium, Magnesium, idealerweise Calcium + Magnesium |
| Muskel-, Bindegewebserkrankungen: | Vitamin E |
| Osteoporose: | Calcium + Magnesium + Östrogen, u.U. Fluor |
| rheumatische Erkrankungen (allgemein): | Vitamin B6; Pangamsäure; meist jedoch, aufgrund des Wirkungs- |

| | |
|---|---|
| | synergismus, alle Vitamine des B-Komplexes |
| - Arthritis: | Vitamin C; Vitamin E; Vitamin B3 + Vitamin E + Vitamin C; Vitamin C + Vitamin D3 + Calcium; Schwefel; Zink; Mangan; Selen; Histidin |
| - Arthrose: | Vitamin C; Vitamin E; Vitamin C + D3 + Calcium |

Achtung: Hohe Dosen Vitamin A können Arthrose induzieren!

## 2.2 Herz-, Kreislauferkrankungen

| | |
|---|---|
| Arteriosklerose (Prophylaxe): | Vitamin A; ß-Carotin; Vitamin E; Vitamin C; Selen; Chrom; Eicosapentaensäure (siehe unter „Alpha-Linolensäure“) |
| Arteriosklerose (Therapie): | Vitamin E; Eicosapentaensäure |
| Angina pectoris: | Vitamin E; Vitamin C; Pangamsäure |
| Periphere Durchblutungsstörungen: | Vitamin B3; Inositol; Germanium |
| Hyperlipidämie (Risikofaktor für Arteriosklerose): | Vitamin B3; Pantothensäure; Vitamin B6; Cholin; Magnesium; Schwefel; Eicosapentaensäure; Chrom (Prophylaxe) |
| Hypertonie (Risikofaktor für Arteriosklerose): | Vitamin B3; Magnesium; Kalium; Schwefel; Germanium; Taurin; Linolsäure; Eicosapentaensäure |
| Hypotonie: | Mangan; Zink + Mangan + Vitamin C + Vitamin B6 |
| Unterstützung der Herztätigkeit: | Calcium; Magnesium |
| Herzrhythmusstörungen: | Magnesium, Taurin |
| Kardiomyopathien: | Selen |
| Gewebeschwächen (z.B.Krampfadern): | Mangan |

## 2.3 Erkrankungen des Nervensystems

Die Erkrankungen des Nervensystems, die häufig durch Mängel an bestimmten B-Vitaminen charakterisiert sind, werden häufig durch kombinierte B-Mängel überlagert.

| | |
|---|---|
| Alkoholpolyneuritis: | Vitamin B1; Vitamin B2 |
| Alpträume, fehlende Traumerinnerung: | Vitamin B6 |
| Demenz: | Vitamin B6; Mangan; Zink |
| Depressionen: | Vitamin B1; Vitamin B3; Vitamin B6; Folsäure; Vitamin B12; Mangan; Zink; Methionin; Phenylanalin; Tryptophan |
| Epilepsie: | Vitamin B6; Mangan; Zink; Taurin; Glutamin |
| Hyperaktivität, Lernstörungen: | Vitamin B6; Vitamin B3; Calcium; Magnesium; Mangan; Zink; Methionin; Glutamin |
| Multiple Sklerose: | Vitamin B1; Vitamin B2 |
| Neuralgien: | Vitamin B1; Vitamin B2 |
| Neuritiden: | Vitamin B6 |
| Neuropathien: | Vitamin B1 |
| Pellagra: | Vitamin B3 |
| Reise-, Seekrankheit: | Vitamin B6 |
| Schizophrenie: | Vitamin B3; Mangan; Zink; Isoleucin; Methionin |

| | |
|---|---|
| Schlafstörungen, Unruhezustände: | Vitamin C; Vitamin B6; Inositol + Calcium + Magnesium; Calcium + Magnesium; Zink; Tryptophan; Glutamin |
| Schwangerschaftserbrechen: | Vitamin B6 |
| vegetative Dystonie: | Calcium + Magnesium; Folsäure; Vitamin C |

## 2.4 Krebs

| | |
|---|---|
| Prophylaxe und Therapie: | Vitamin A; ß-Carotin; Vitamin E; Vitamin C; Selen |
| Prophylaxe: | Germanium; Molybdän |

## 2.5 Allergien und Chemikalienüberempfindlichkeiten

| | |
|---|---|
| Allergien: | Vitamin A; ß-Carotin; Vitamin C; Pantothensäure; Calcium; Magnesium; Mangan; Methionin; Linolsäure |
| Chemikalienüberempfindlichkeiten: | Mangan; Molybdän; Selen; Zink |

## 2.6 Suchtkrankheiten und Vergiftungen

| | |
|---|---|
| Alkoholismus: | Vitamin A; ß-Carotin; alle B-Vitamine, speziell Vitamin B3; Cholin; Zink; Methionin; Glutamin |
| Drogen-, Medikamenten-, Nikotinsucht: | Vitamin C; Vitamin A; ß-Carotin |
| Schwermetallintoxikationen: | Vitamin E; Vitamin C; Germanium; Selen; Zink; Cystein |
| - Blei: | Vitamin E; VitaminC; Zink |
| - Cadmium: | Vitamin C; Germanium; Selen; Zink |
| - Aluminium: | Vitamin C; Zink |
| - Quecksilber: | Vitamin E; Germanium; Selen; Zink |

## 2.7 Hauterkrankungen

| | |
|---|---|
| Dermatosen an Haut und Schleimhäuten (allgemein): | Vitamin A; ß-Carotin; Vitamin C; Vitamin B2; Vitamin B3; Schwefel; Selen; Zink |
| Akne vulgaris: | Vitamin A + Zink; Zink + Selen + Vitamin A + Vitamin E + Folsäure |
| Herpes simplex: | Lysin |
| Kerotosis follicularis: | Vitamin A + Vitamin E |
| Psoriasis: | Schwefel |

## 2.8 Erkrankungen des blutbildenden Systems

| | |
|---|---|
| Leukopenie, Thrombopenie: | Folsäure |
| Megaloblastische Anämie: | Folsäure |
| Mikrozytäre hypochrome Anämie durch verschiedene Ursachen: | |
| - Störung der Hämsynthese: | Vitamin B6 |
| - Störung der Eisenresorption: | Kupfer |
| - Eisenmangel: | Eisen |
| Perniziöse Anämie: | Vitamin B12 |

## 2.9 Erkrankungen des Verdauungstraktes

| | | |
|---|---|---|
| Zähne: | - Kariesprophylaxe: | Molybdän; Selen; Vitamin C; Vitamin E |
| | - Zahnhärtung: | Fluor |
| | - Parodontose: | Calcium |
| Lebererkrankungen: | | Vitamin A; ß-Carotin; Cholin; Zink; Methionin |
| Magengeschwüre: | | Linolsäure; Selen; Zink |
| Colitis ulcerosa: | | Pantothensäure; Selen; Zink |
| Verdauungsstörungen, Obstipation: | | PABA |

## 2.10 Stoffwechselerkrankungen

| | |
|---|---|
| Haarwachstumsstörungen: | Zink; Cystein |
| Haarausfall: | Zink |
| vorzeitiges Ergrauen der Haare: | Zink |
| Nagelwachstumsstörungen: | Cystein; Eisen |
| weiß-gefleckte Fingernägel: | Zink |
| Akrodermatitis enterohepatica: | Zink |
| Rachitis, Rachitisprophylaxe: | Vitamin D3 |
| Lupus erythematodes: | Pantothensäure + Vitamin E |
| Störungen des Fettstoffwechsels: | Carnitin; Taurin |
| Diabetes mellitus: | Vitamin E; Vitamin C; Vitamin B1; Taurin; alle Nährstoffe, die bei Hyperlipidämie indiziert sind |

# 3. Sonstige Indikationen für die orthomolekulare Therapie

## 3.1 Schmerzzustände

| | |
|---|---|
| | Germanium; Phenylanalin; Tryptophan |

## 3.2 Stärkung des Immunsystems und Zellschutz

| | |
|---|---|
| Stärkung des Immunsystems, Infektabwehr: | Vitamin A; ß-Carotin; Vitamin E; Vitamin C; Pantothensäure; Vitamin B6; Folsäure; Vitamin B12; Eisen; Selen; Zink |
| Zellschutz, Schutz vor freien Radikalen: | Vitamin A; ß-Carotin; Vitamin E; Vitamin C; Selen |

## 3.3 Wundheilung

| | |
|---|---|
| Unterstützung der Hauregeneration: | Vitamin C; Zink; Lysin; Methionin; Cystein |
| Epithelschutz: | Vitamin A; ß-Carotin |
| Vermeidung von Kelloidbildung: | Vitamin E (topisch) |

## 3.4 Schwangerschaft

Vitamin A; Vitamin D3; Vitamin K; Vitamin B6; Folsäure; Calcium + Magnesium; Eisen; Zink; Lysin

## 3.5 Diverses

| | |
|---|---|
| übermäßige Proteinzufuhr: | Vitamin A; Calcium |
| vegetarische Ernährung: | Lysin; Threonin |
| lange Antibiotikaeinnahme: | Vitamin K; alle B-Vitamine |
| regelmäßige Einnahme von Diuretika, Laxanzien, Cortisonpräparaten, Herzglycosiden: | Kalium |

# GLOSSAR UND ABKÜRZUNGEN

**Acetylsalicylsäure:** Salicylsäurederivat, Schmerzmittel mit fiebersenkender und entzündungshemmender Wirkung.

**Adrenalin:** Überträgerstoff im Nervensystem, zur Gruppe der Catecholamine gehörend, hauptsächliche Wirkungen: Gefäßerweiterung, Erhöhung des Blutzuckerspiegels, Erhöhung des Grundumsatzes, „Streßhormon".

**Akne:** Sammelbezeichnung für Haarbalgentzündungen. Hautknoten, Pusteln, Abszesse mit entzündlichem Charakter. Auftreten nach mechanischen oder chemischen Hautschädigungen, bei geschwächter Abwehrlage des Körpers, nach Infektionskrankheiten, Hormonstörungen.

**Aktionspotential:** An erregbaren Membranen (Nerven- oder Muskelzellen) besteht durch die polare Verteilung von Na- und K-Kationen (positiv geladene Teilchen) - Na-Ionen befinden sich an der Außenseite, K-Ionen an der Innenseite der Membran - ein Ladungsgefälle bzw. Potential. In Ruhe beträgt dieses Potential 60 - 100 mV. Durch Reizeinwirkung kommt es zu einem Natriumein- und einem Kaliumausstrom. Dabei ändert sich das Membranpotential um mehr als 90 mV. Dieses Aktionspotential breitet sich entlang der Membran aus.

**Aldehyd:** Organische Verbindungsklasse. Ensteht aus Alkoholen durch Entzug von zwei Wasserstoffatomen. Wichtig als Zwischenstufe bei biochemischen Vorgängen.

**Alkoholismus:** Abhängigkeit von Alkohol. Ständige Zufuhr immer größerer Mengen stark alkoholhaltiger Getränke. Tiefgreifende Wirkung auf die Enzymsysteme. Häufig starke Schädigung der Leber (Leberzhirrose).

**Alkoholdehydrogenase:** Alkohol oxidierendes Enzym. Vorkommen in der Leber. Menge und Aktivität steigen bei häufigem Alkoholgenuß.

**Allergien:** Überempfindlichkeit, Hypersensibilität. Erworbene erhöhte Reaktionsfähigkeit des Organismus auf normalerweise harmlose Substanzen, zumeist bedingt durch erhöhten -> IgE-(Immunglobulin E-) Spiegel.

**Aminosäuren:** Elementare Bausteine der Eiweiße. Organische Säuren mit mindestens einem Aminogruppen-(NH2-) Rest. In den meisten Proteinen kommen 22 verschiedene Aminosäuren vor. 8 Aminosäuren sind -> essentiell.

**Ammoniak:** Farbloses Gas mit stechendem Geruch. Stoffwechselprodukt beim Abbau von Aminosäuren. Bei Überschreitung der Entgiftungskapazität der Leber Ammoniakvergiftung (Verschiebung des Säuregrades im Blut).

**Anämie:** Blutarmut. Verminderung der Hämoglobinkonzentration und der Erythrocytenzahl. Verschiede Ursachen, z.B. starker Blutverlust, Eisenmangel, Mangel an Vit. B12, Versagen des blutbildenden Knochenmarkes u.a.m.

**Anabolismus:** Gesamtheit der Vorgänge im Stoffwechsel, die zur Zubildung von Körpersubstanz (vorwiegend von Eiweißstoffen) führen und hauptsächlich während des Wachstums in größerem Umfang ablaufen. Beim erwachsenen Menschen besteht ein Fließgleichgewicht zwischen Anabolismus und -> Katabolismus.

**Anabolika:** Verbindungen, die den Aufbau von Körpersubstanzen (Eiweißen) fördern. Natürliche Anabolika sind das Wachstumshormon Insulin und Testosteron. Vor allem Derivate des Testosterons werden von Kraftsportlern zur Steigerung der Muskelmasse mißbraucht.

**Antibiotika:** Arzneimittel mit antibakterieller Wirkung. Gewinnung aus niederen pflanzlichen Organismen, Bakterien, Pilzen, Flechten, Moosen. Zu dieser Gruppe gehören z.B. Penicilline, Tetracycline, Erythromycin u.a.m.

**Antigen - Antikörper - Reaktion:** Spezifische Reaktion zwischen eintretendem Fremdstoff und Immunglobulinen. Neutralisierung des Fremdstoffes. Dadurch wird der Organismus vor

Infektionen oder - bei Überempfindlichkeit - vor der Auslösung einer allergischen Reaktion geschützt.

**Antigene:** Substanzen, die im Organismus die Bildung von Antikörpern/Immunglobulinen anregen. Meist hochmolekulare Substanzen, z.B. Pollen, Staub.

**Antihistaminikum:** Medikament, welches die Ausschüttung von Histamin unterbindet und damit den Ausbruch einer allergischen Reaktion verhindert.

**Antikörper:** Spezifisches Reaktionsprodukt einer immunologischen Reaktion auf ein Antigen. Die chemische Struktur und das Reaktionsvermögen hängen von der determinanten Struktur des Antigens ab. Werden zumeist als Immunglobuline bezeichnet. Zugehörig zu den Eiweißen. Die äußere Formen ähnelt einem Y. Vorkommen in den Körperflüssigkeiten und auf den Schleimhäuten.

**Antioxidans:** Verbindung, die die Oxidation von Stoffen hemmt. Werden selber äußerst leicht oxidiert. Viele natürlich vorkommende Substanzen werden als Antioxidans verwendet: z. B. Vitamin C, Vitamin E.

**Arteriosklerose:** Arterienverkalkung. Bindegewebige Verdikkung der Gefäßinnenhaut der Arterien mit Eiweiß-, Lipid- oder Kalkablagerungen. Folge sind Gefäßrisse, Durchblutungsstörungen. Häufigste Blutgefäßerkrankung des Menschen, vor allem im höheren Lebensalter weit verbreitet.

**Artherioskleroseprophylaxe:** Maßnahmen, um dem Krankheitsbild der Arteriosklerose vorzubeugen. Einnahme von Medikamenten, die eine Senkung des Cholesterinspiegles bewirken, die Fließfähigkeit des Blutes erhöhen. Umstellung der Ernährungsgewohnheiten.

**Arthritis:** Degenerative Gelenkentzündung, dadurch Veränderungen an den Gelenkflächen. Hervorgerufen durch Infektionen, Stoffwechselstörungen, allergischen oder rheumatischen Erkrankungen.

**Arthrose:** Degeneratives Gelenkleiden auf nicht entzündlicher Basis. Besonders Gelenkknorpel betroffen. Chronischer Verlauf möglich. Folge von Überbeanspruchung, Abnutzung, stumpfen Verletzungen.

**Atmungskette:** Multienzymsystem, häufig Beteiligung von Metallen als Zentralatom der Enzyme. Dient der Oxidation des Wasserstoffes aus der Nahrung zu Wasser und der Energiegewinnung in Form von -> ATP.

**Atomabsorption:** Methode der qualitativen und quantitativen Bestimmung von Metallen (z.B. Spurenelemente in der Nahrung). Gemessen wird die Abschwächung der Intensität der für das jeweilige Element charakteristischen Strahlung (charakteristisch ist die Wellenlänge). Die Größe der Schwächung entspricht der Konzentration des Elements, die Wellenlänge der größten Schwächung dient zur qualtitativen Bestimmung.

**ATP:** Adenosintriphosphat, Energieträgersubstanz. An Adenosin (auch Baustein der Erbsubstanz) sind energiereich drei Phosphatreste gebunden. Bei Spaltung der Bindung wird Energie frei, die für energieverbrauchende Vorgänge, z.B. Muskelarbeit, benötigt wird.

**B - Komplex:** Zusammenfassende Bezeichnung für alle B-Vitamine und B-vitaminähnliche Stoffe. Wichtig für die Aufrechterhaltung der Funktionen des Nervensystems.

**B - Lymphozyten:** Eine der beiden für die Antikörperproduktion verantwortlichen Zellgruppen. Syntheseort ist das Knochenmark. Die zunächst unreife Vorstufe entwickelt sich nach Kontakt mit einem Antigen zu einer B-Gedächtniszelle (langlebige B-Zelle, die die Information über das Antigen in ihre Erbsubstanz eingebaut hat). Im Endstadium ist die B-Zelle eine Plasmazelle mit der Fähigkeit Immunglobuline/Antikörper zu produzieren. Zum -> humoralen Immunsystem gehörend.

**Beri-Beri:** Vitamin-B1-Mangelerkrankung bei überwiegender Ernährung mit polierten Reis. Führt zu Nervenentzündungen und -lähmungen, Wassersucht und allgemeinem Verfall.

**Bewegungsapparat:** Gesamtheit der Organe, die dem Körper die notwendige Stabilität verleihen und Voraussetzung für die Bewegung sind. Dem passiven Bewegungsapparat werden das Skelett sowie knorpelige und bindegewebige Anteile zugerechnet, dem aktiven die Gesamtheit aller Muskeln und das sie zusammenhaltende Bindegewebe.

**Bindegewebe:** Sehr wandlungsfähiges Gewebe. Umhüllt die Körperorgane und verbindet diese. Hauptbestandteile sind Bindegewebszellen (Fibroblasten, -cyten) und Zwischenzellsubstanzen (Grundsubstanz, Bindegewebsfasern). Daneben - vor allem im lockeren Bindegewebe - -> Mastzellen, Zellen des Abwehrsystems und weitere Zellarten (z.B. Pigmentzellen).

**Bindegewebserkrankungen:** Störungen der Funktion des Bindegewebes. Versagen der im Bindegewebe ablaufenden Abwehrmechanismen. Entzündliche Reaktionen im Bereich von Gelenken. Häufig bedingt durch Ablagerungen von toxischen Stoffwechselprodukten.

**Biogene Amine:** Durch Decarboxylierung (Entzug von Kohlendioxid) aus Aminosäuren entstehende Amine mit spezifischer Wirkung auf bestimmte Gewebe bzw. Funktionen. Beispielsweise entsteht aus der Aminosäure Histidin das Histamin, welches u. a. die Durchlässigkeit von Kapillaren erhöht.

**Blut-Hirn-Schranke:** Spezifisch gebaute, wenig durchlässige Membran, die das strömende Blut und das Nervensystem trennt. Die Barrierefunktion dient der Behinderung oder Verlangsamung des Übertritts schädigender körpereigener oder körperfremder Substanzen in das Gewebe des Gehirns. Für wichtige Nährstoffe (Aminosäuren, Glucose) gibt es spezifische, aktive, d.h. energieverbrauchende Transportsysteme.

**Blutserum:** Nach dem Gerinnungsvorgang durch Abzentrifugieren des festen Materials aus Vollblut gewonnene meist hellgelbe, klare Flüssigkeit (= Plasma minus Fibrinogen).

**Blutviskosität:** Durch Reibung der Eiweißkörper und Blutzellen infolge unterschiedlicher elektrischer Ladung entstehende „Klebrigkeit“ des Blutes.

**Bohreffekt:** Regulation des Verhältnisses von Kohlendioxid (CO2) zu Sauerstoff (O2) im Blut. Aus einem hohen Druck (entspr. Konzentration) an CO2 im Gewebe resultiert ein Abfall des Säuregrades (pH-Wertes) im Blut. Dadurch wird die O2-Abgabe des Hämoglobins erleichtert. In den Lungenkapillaren sinkt der CO2-Druck durch die Ausatmung von CO2, dadurch wird die Bindung von O2, d.h. die Aufnahme erleichtert.

**Chemotaxis:** gerichtet Bewegung durch Orientierung an chemischen Substanzen. Von infizierten Entzündungsherden ausgehende chemische Reize, z.B. durch Toxine von Bakterien oder Stoffwechselprodukte des befallenen Gewebes, bewirken die Einwanderung und Ansammlung der Zellen des Immunsystems und tragen so z. B. zur Eiterbildung bei.

**Cholesterin:** Sterinkörper, Bestandteil des Eidotters, der Körperzellen und der Körperflüssigkeit (Galle) sowie der Gallensteine. Besonders reichlich im Nervernsystem vorkommend. Baustein von Membranen. Synthese findet in der Leber und in verschiedenen anderen Geweben statt und ist in der Leber von der Aufnahme mit der Nahrung abhängig. Cholesterin ist die Ausgangssubstanz für die Synthese von Vitamin D3, der Gallensäure und der Steroidhormone. Bei Arteriosklerose ist der Gehalt an Cholesterin in den Arterien und Arteriolen erhöht. Dadurch ist die Versorgung der Wandzellen (z.B. mit O2) verschlechtert. Die Elastizität der Gefäße nimmt ab, der Blutdruck steigt.

**Co - Faktor:** Coenzym

**Coenzym:** Bestandteile von Enzymen, Substanzen, die die Enzyme benötigen, um volle Wirksamkeit zu erreichen. Viele Vitamine und Spurenelemente sind direkt an der Regulierung der Enzymtätigkeit beteiligt oder dienen als Vorstufen für Coenzyme.

**Cytochrom:** Bestandteil der -> Atmungskette. Dient als Elektronenüberträger von Flavinenzymen auf molekularen Sauerstoff. Besteht aus einem Eiweißanteil und einem Coenzym, daß Eisen als Zentralatom enthält. Dieses Eisen dient durch ständigen Wechsel seiner -> Wertigkeit als Elektronenempfänger bzw. -geber.

**Darmflora:** Gesamtheit der in den verschiedenen Darmabschnitten natürlicherweise vorkommenden Bakterien. Eine intakte Darmflora dient u. a. der Aufrechterhaltung des Milieus im Darm und der Energieversorgung der Epithelzellen.

**Debilität:** Schwachsinnigkeit

**Depressionen:** psychische Störung, äußert sich in Verstimmung, Willensschwäche, Entschlußunfähigkeit, Gehemmtheit.

**Derivate:** Abwandlungen, meist chemische Verbindungen die durch Hinzufügen einer Gruppe leicht in ihrer Struktur verändert sind.

**Desaturase:** Enzym welches gesättigten Fettsäuren Wasserstoff entzieht. Dadurch entstehen Fettsäuren mit Doppelbindungen.

**Desaturiert:** nicht gesättigt, gleichbedeutend mit Doppelbindung enthaltend. Es besteht noch Bindungskapazität, z.B. für Wasserstoff.

**Deutsche Gesellschaft für Ernährung:** abgekürzt DGE, satzungsgemäßer Auftrag der DGE ist es, die Bevölkerung zur richtigen und vollwertigen Ernährung anzuleiten, um Gesundheit und Leistungsfähigkeit zu erhalten oder wiederherzustellen. Die DGE stellt regelmäßig Empfehlungen für die Nährstoffzufuhr zusammen und aktualisiert diese je nach Erkenntnisstand. Sitz der DGE ist Frankfurt/Main.

**Disaccharide:** Entstehen aus zwei Monosacchariden (Einfachzucker) unter Austritt von Wasser, bekanntestes Beispiel für ein Disaccharid ist der Rohrzucker.

**Diuretika:** harntreibende Mittel, Angriffspunkt an der Niere, dienen der Ausschwemmung von Flüssigheit aus Geweben oder Organen (Herz).

**DNA:** Abkürzung für Desoxyribonukleinsäure (bzw. engl. -acid), Vorkommen in allen lebenden Zellen im Zellkern, genetischer Informationsspeicher („Erbsubstanz"), ermöglicht die identische Weitergabe der genetischen Information von Generation zu Generation.

**DOPA:** Abk. für Dihydroxyphenylalanin; Vorstufe von Dopamin, einer Überträgersubstanz im zentralen Nervensystem; Zwischenprodukt bei der Synthese von -> Adrenalin und Noradrenalin; als Medikament bei der Parkinsonschen Krankheit eingesetzt.

**Dopamin:** Überträgersubstanz im zentralen Nervensystem, entsteht durch Decarboxylierung (Entzug von Kohlendioxid) aus -> DOPA

**Doppelbindung:** -C=C-, doppelte Bindung zwischen zwei Atomen, meistens zwischen Kohlenstoffatomen, aber auch bei anderen Stoffen möglich, Vorkommen in den ungesättigten Fettsäuren

**Ektoderm:** äußere Hautschicht des tierischen und menschlichen Keimes, aus der später die -> Epidermis, das Nervensystem, die Sinnesorgane sowie Anfangs- und Endteil des Darmes hervorgehen.

**Elektrolyt:** Verbindung, die sich beim Einbringen in Wasser in geladene Teilchen (+ und -) aufteilen.

**Elektrolythaushalt:** Bestand an Elektrolyten im Organismus, die sich im inner- und außerzellulären Raum aufteilen. Die Regulation des Elektrolythaushaltes steht in enger Verbindung mit dem Wasserhaushalt. Ein intakter Elektrolythaushalt sichert die Aufrechterhaltung des -> osmotischen Druckes, des Säuregrades des Blutes, sowie des Blutvolumens. Weitere wichtige Funktionen der Elektrolyte sind die Stabilisierung von Membranen, die Beteiligung an der Reizleitung im Nervensystem und die Mitwirkung an der Muskelarbeit. Die positiven und negativen Ladungen gleichen sich im Organismus aus.

**Elektronen:** Negativ geladenes Elementarteilchen. Elektronen umkreisen den positiv geladenen Atomkern eines Atomes.

**Endoplasmatisches Retikulum:** ER, Membransystem in Zellen, unterteilt diese in verschiedene Kompartimente. Dient dem Stofftransport und der Sekretsynthese. Man unterscheidet das glatte (agranuläre) und rauhe (granuläre) ER. Das granuläre, mit Ribosomen besetzte, ER ist an der Synthese eiweißhaltiger Sekrete und das agranuläre an der Steroidsynthese beteiligt.

**Endothel:** geschlossener einschichtiger, die Herzkammern und -vorkammern, die Blut- und Lymphgefäße auskleidender Verband flacher und flächenhafter (Epithel-)zellen (einschichtiges Plattenepithel), oberste Schicht des Schleimhautgewebes in den Organen.

**Enzym:** „Biokatalysator", initiiert und beschleunigt biochemische Reaktionen im Organismus

**Eosinophile Granulozyten:** eine Art der weißen Blutkörperchen, annähernd kugelförmig, leicht beweglich und verformbar, dienen der Abwehr, vermehrtes Auftreten bei allergischen Erkrankungen, Granula mit Eosin (Farbstoff) anfärbbar.

**Epidermis:** Äußerste Hautschicht mit verhornter äußerer Zellschicht.

**Erythrozyten:** rote Blutkörperchen, enthalten den roten Blutfarbstoff (-> Hämoglobin), dienen dem Gastransport - vorwiegend Sauerstoff und Kohlendioxid (Atmungsfunktion des Blutes), Syntheseort ist das rote Knochenmark, Lebensdauer 110 -

120 Tage, mit Zunahme der Lebensdauer nimmt die Beweglichkeit ab.

**Essentiell:** unentbehrlich, lebensnotwendig, wesentlich. Essentielle Stoffe sind solche, die vom Körper nicht selbst gebildet werden können und daher mit der Nahrung zugeführt werden müssen. Es gibt essentielle Aminosäuren, Fettsäuren, Vitamine, Mineralstoffe und Spurenelemente.

**Extrazellulär:** außerhalb der Zelle gelegen

**FAD:** Abk. für Flavin-Adenin-Dinukleotid, Coenzym bei zahlreichen Oxidationen und Reduktionen, Beteiligung an der -> Atmungskette.

**Fettlösliche Vitamine:** zu den fettlöslichen Vitaminen zählt man die Vitamine A,D,E und K. Viele Öle und fettreiche Nahrung sind stark mit diesen fettlöslichen Vitaminen angereichert. Der Organismus speichert diese Vitamine im Fettgewebe und Leber. Überschüssige fettlösliche Vitamine werden nicht ausgeschieden, deshalb sollte nicht zu hoch dosiert werden.

**Fettresorption:** Übertritt der Bestandteile des Fettes (freie -> Fettsäuren, -> Mono-, Di- und Triglyceride, -> Cholesterin, -> Phospholipide) in die resorbierenden Epithelzellen der Dünndarmschleimhaut. In den Zellen werden die Bestandteile wieder zu kompletten Fetten zusammengebaut.

**Fettsäuren:** Bestandteil der Fette, organische Säure bestehend aus einer Kohlenstoffkette von zumeist 12 - 20 Kohlenstoffatomen und einem Säurerest. Die Anzahl der Kohlenstoffatome ist meistens gerade.

**FMN:** Abk. für Flavinmononukleotid, Bestandteil der -> Atmungskette, lagert Wasserstoff unter Auflösung einer Doppelbindung an.

**Freie Radikale:** Hochreaktive Molekülbestandteile mit einem oder mehreren ungepaarten Elektronen, sehr instabil und kurzlebig. Bedeutsam für Stoffwechselvorgänge, neigen jedoch auch dazu, mit fremden Stoffen zu reagieren. Antioxidantien bieten Schutz vor solchen nicht erwünschten, nicht stoffwechselbezogenen Reaktionen.

**Fructose:** Monosaccharid, Einfachzucker. Bestandteil der Saccharose, dem Rohrzucker. In Pflanzen und Früchten weit verbreitet.

**Gallensäuren:** In der Galle vorkommende Säuren, z.B. Cholsäure und deren -> Derivate. Entstehen aus -> Cholesterin.

**Gaschromatographie:** Methode zur Trennung und mengenmäßigen Bestimmung von Stoffen an Säulen unter Verdampfung der zu bestimmenden Verbindung und unter Durchströmung der Säulen mittel eines Gasgemisches. Durch die unterschiedliche Strömungsgeschwindigkeit kommt es zur Trennung.

**Gelenkknorpel:** Stützgewebe von hoher Festigkeit und Elastizität, daß die knöchernen Gelenkenden überzieht.

**Gesättigte Fettsäuren:** Fettsäuren ohne -> Doppelbindungen. Nicht mehr zur weiteren Aufnahme von Wasserstoff fähig.

**Gicht:** Arthritis urica. Gelenkerkrankung infolge Abscheidung von harnsauren Salzen in den Gelenken. Ausbildung von Verdickungen an den Gelenken (Gichtknoten).

**Glucocorticoide:** Hormone, die in der Nebennierenrinde gebildet werden. Fördern die Glucosesynthese im Körper, den Eiweißabbau und die Fettverwertung. Medizinisch genutzt werden die antiallergischen, entzündungshemmenden Eigenschaften (z.B. Cortison).

**Glucose:** Monosaccharid, Einfachzucker, Traubenzucker. In freier und gebundener Form in pflanzlichen und tierischen Geweben vorkommend. Am Aufbau von Maltose, Saccharose, Laktose, Stärke und anderen Kohlenhydraten beteiligt. Für die Zellen leicht verwertbarer Energielieferant.

**Glutaminsäure:** Eine der Aminosäuren. Wichtiger Baustein von Eiweißstoffen. Wichtige Substanz für die Ammoniakentgiftung.

Wird im Zentralnervensystem zu Glutamin und dann zu Gamma-Amino-Buttersäure (GABA) umgebaut, welche ein Überträgerstoff mit hemmender Wirkung ist.

**Glutathionperoxidase:** Selenhaltiges Enzym. Baut hochreaktive Fettsäure-Peroxidverbindungen ab, die sonst Ausgangsstoffe für -> freie Radikale sind und zu Zellmembranschädigungen führen. Ergänzt die Wirkung von Vitamin E.

**Glycogen:** Entspricht der Stärke bei den Pflanzen. Reservekohlenhydrat, vorwiegend in der Leber oder in den Muskeln vorkommend. Aus Glucosemolekülen bestehend.

**Grippe:** Virusinfektion mit Fieber, Gliederschmerzen, Schleimhautentzündungen der oberen Luftwege. Nicht zu verwechseln mit einfachen Erkältungskrankheiten.

**Hämoglobin:** Roter Blutfarbstoff. In den -> Erythrocyten gebunden. Bestehen aus einem Eiweißanteil und dem Häm, einem Ringsystem mit Eisen als Zentralatom. Dient dem Sauerstofftransport, -austausch und dem Kohlendioxidabtransport.

**Harnsäurespiegel:** Konzentration der Harnsäure - dem Endprodukt des Nukleinsäurestoffwechsels - im Blut.

**HDL:** Abk. für High density lipoproteins, Lipoproteine hoher Dichte. Transportform von Fetten und Cholesterin im Blut als Lipid-Eiweiß-Komplex. Diese Komplexe werden nach ihrer Dichte unterschieden. Eine hohe Konzentration an HDL ist günstig in Bezug auf den Schutz der Arterien vor Arteriosklerose (Arterioskleroseschutzfaktor).

**Helferzellen:** Zellen des Immunsystems, welche die Reaktionen der Immunzellen, speziell der -> T-Zellen anregen und koordinieren.

**Heparin:** Körpereigene blutgerinnungshemmende Substanz. Kommt reichlich in den -> Mastzellen des Bindegewebes vor.

**Hepatitis:** Entzündung der Leber.

**Herpes simplex:** akute Viruserkrankung. Ausbildung zahlreicher zusammenschließender Bläschen auf der Haut an Lippen, Nase und äußeren Geschlechtsteilen.

**Herpes zoster:** „Gürtelrose", akute Viruserkrankung der Nervenknoten im Rippen- und Wirbelsäulenbereich, entzündliche Hautbläschen im Rumpf- bzw. Gürtelbereich, starke neuralgische Schmerzen.

**Herz-, Kreislauferkrankungen:** Störungen der Funktionseinheit der Herztätigkeit und der Kreislauforgane. Hierzu zählen zu hoher oder zu niedriger Blutdruck, die Gefäßkrankheiten des Herzens u.a.m.

**Herzglykoside:** Arzneistoffe, die die Herzmuskelkraft steigern und somit das Herz kräftigen. Herzglykoside sind natürlich vorkommende Substanzen, z.B. im Fingerhut, im Maiglöckchen oder in Hautsekreten von Kröten.

**Histamin:** Entsteht durch Kohlendioxidentzug aus der Aminosäure Histidin. Kommt besonders in -> Mastzellen und Leukozyten vor. Wird bei allergischern Reaktionen freigesetzt und führt dann zu erhöhter Kapillarpermeabilität, vermehrter Magensaftsekretion und Anspannung bis Verkrampfung der glatten Muskulatur (z.B. Bronchien).

**Hormone:** Körpereigene Wirkstoffe, die in bestimmten Zellarten der endokrinen Gewebe entstehen, an eine andere Stelle des gleichen Organismus transportiert werden und in spezifischer Weise Stoffwechselvorgänge auslösen und steuern.

**Humorales Immunsystem:** Im Gegensatz zum zellulären Immunsystem sind hier in Körperflüssigkeit gelöste Stoffe die Informationsträger. Die von den B-Zellen produzierten Antikörper sind Bestandteil des humoralen Abwehrsystems.

**Hyperaktivität:** übermäßige Aktivität, häufig im Gebrauch im Zusammenhang mit einer überschießenden Reaktion des Immunsystems.

**Hyperglykämie:** Über der Norm liegender Blutzuckerspiegel. Zieht eine erhöhte Insulinkonzentration nach sich, sowie vermehrte Fett- und -> Glykogensynthese.

**Hyperlipidämie:** Erhöhte Konzentration einer bestimmten Lipidfraktion im Blutplasma, so z.B. von Cholesterin bei einer cholesterinreichen Ernährung oder bei bestimmten Stoffwechselstörungen.

**Hypertonie:** Hypertension. Vermehrte Spannung, erhöhter Blutdruck, Blutdrucksteigerung. Bluthochdruck.

**Hypoglykämie:** Senkung des Glukosegehaltes im Blutplasma unter die Norm. Geht mit Verminderung der Reaktionsfähigkeit und der Vitalität, mit Temperaturerniedrigung, Koma und sogar Todesfällen einher.

**Hypotonie:** Herabsetzung der Spannung oder des Blutdruckes. Der systolische oder diastolische Druck oder beide sind unter der altersbedingten Norm.

**Immunglobuline:** Besondere Gruppe von Proteinen mit Antikörperaktivität, die außer im Blutplasma auch in anderen Sekreten und Körperflüssigkeiten vorkommen. Werden durch die -> humorale Immunreaktion produziert. Die äußere Form der Immunglobuline gleicht einem Y. Man unterscheidet IgG, IgM, IgA, IgD und IgE.

**Immunität:** Erworbener Zustand des Geschütztseins eines Organismus gegen bestimmte Krankheitserreger, der durch das Vorhandensein spezifischer Antikörper und den Schutz vor bestimmten Infektionen gekennzeichnet ist.

**Immunsytem:** Gesamtheit der für die Antikörperproduktion und den Schutzzustand des Organismus verantwortlichen funktionellen Gewebe, Zellen und biologisch aktiven Komponenten. Die Funktion beruht im wesentlichen auf: der Erkennung von körperfremden Substanzen, der spezifischen Reaktion auf einen Antigenreiz, der Proliferation immunkompetenter Zellen, der Ausbildung des immunologischen Gedächtnisses und der spezifischen Reaktivität mit Antigenen.

**Infektionskrankheiten:** Erkrankungen, die durch die Einwirkung von belebten, vermehrungsfähigen Agenzien und oder deren krankmachenden Faktoren sowie Stoffwechselprodukten bzw. durch die Abwehrreaktion des Organismus auf diese Einwirkung zustande kommen.

**Insulin:** Hormon der Bauchspeicheldrüse, aus 51 Aminosäuren bestehend. Ist durch seine blutzuckersenkende und die Glucoseaufnahme fördernde Eigenschaft ein energiespeicherndes Hormon.

**Interferon:** Eine durch Wechselwirkung von tierischen und menschlichen Zellen mit Viren gebildete Substanz aus niedermolekularen Zellproteinen, welche Widerstandsfähigkeit gegenüber Virusinfektionen verleiht. Die Interferonproduktion ist unspezifisch gegenüber dem Erreger, aber hochspezifisch für den jeweiligen Organismus.

**Intrazellulärraum:** innere Zellstruktur, Raum in der Zelle.

**Intrinsicfaktor:** Im Magen und im oberen Abschnitt des Zwölffingerdarms produziertes Enzym, welcher die Aufnahme von Vitamin B 12 ermöglicht. Fehlt dieser Intrinsicfaktor kommt es zur Blutarmut, da Vitamin B 12 zur Synthese des roten Blutfarbstoffes benötigt wird.

**Karies:** Lokale Zerstörung von Knochengewebe infolge einer eitrigen Infektion. Meist ist Karies dentium, Zahnkaries, gemeint, die fortsschreitende Zerstörung der Zahnhartsubstanzen (Dentin, Schmelz) mit Defektbildung durch enzymatische Auflösung.

**Kashin - Beck Syndrom:** Gelenkerkrankung, die in selenarmen Gebieten besonders häufig auftritt. Sie äußert sich durch schmerzhafte Hand- und Kniegelenkschwellungen, die bis zur Invalidität führen können.

**Katabolismus:** Gesamtheit aller biochemischen und biophysikalischen Vorgänge beim Stoffabbau im Rahmen des Stoffwechsels.

**Katalysator:** Stoff, der eine chemische oder biologische Reaktion anregt, beschleunigt, verzögert und steuert, ohne selber dabei verändert zu werden.

**Kelloid:** Strang- oder plattenförmiger Hautwulst, Wucherungen von Narbengewebe.

**Kollagen:** Protein, das in der Haut, in den Sehnen, Bändern sowie in der Grundsubstanz von Knorpel- und Knochengewebe angetroffen wird. Kollagen dient als Gerüst- und Schutzsubstanz. Für die Synthese des Kollagens ist Ascorbinsäure (Vitamin C) nötig. Tierisches Kollagen ist die Ausgangssubstanz für Gelatine.

**Koma:** Zustand tiefer Bewußtlosigkeit, durch keinen äußeren Reiz zu unterbrechen.

**Kontraindikation:** Gegenanzeige. Stellt ein Verbot für die Anwendung bestimmter therapeutischer Verfahren oder Medikamente dar.

**Kortison, Cortison:** zu den -> Glucocorticoiden gehörend, antiphlogistisch (entzündungshemmend) und antiallergisch wirksames Hormon.

**Krebs:** Karzinom, vom Epithelgewebe ausgehende bösartige Geschwulst mit zerstörendem Wachstum ohne Berücksichtigung von Gewebs- oder Organgrenzen und mit Bildung von Tochtergeschwülsten.

**Krebsprophylaxe:** vorbeugende Maßnahmen, um die Bildung eines Karzinoms im Ansatz zu verhindern.

**Langkettige Fettsäuren:** Von langkettigen Fettsäuren spricht man, wenn die Anzahl der Kohlenstoffatome in der Fettsäurenkette über 18 hinausgeht.

**Laxanzien:** Abführmittel

**LCAT:** Abk. für Lecithin-Cholesterin-Acyltransferase. Enzym, welches an der Überführung freien Cholesterins in einen Ester beteiligt ist. So kann das Cholesterin in die -> HDL eingebaut werden, Ablagerungen werden vermieden.

**LDL:** Abk. für low density lipoproteins, d.h. Lipoproteine niedriger Dichte. Arterioskleroserisikofaktor!

**Lebensmittelqualität:** Die Qualität von Lebensmitteln wird beurteilt nach deren Gehalt an ursprünglich enthaltenen Nährstoffen, Reinheit und Frische.

**Lebensmitteltechnik:** Verfahren und Technologie zur Herstellung von Lebensmitteln in großen Produktionsstätten.

**Leberparenchym:** Gewebe der größten Drüse des Körpers, der Leber.

**Lecithin:** Phosphatidylcholin. Wichtiger Bestandteil von Membranen und von Lipoproteinen. Besitzt einen hydrophilen (eher wasserlöslichen) und einen hydrophoben (eher fettlöslichen Anteil). Wird vorwiegend in der Leber synthetisiert.

**Leere Kalorien:** Von der Zufuhr leerer Kalorien spricht man, wenn Nahrungsmittel verzehrt werden, die zwar schnell Energie spenden, aber keinen langfristigen ernährungsphysiologischen Wert haben, weil sie kaum noch Vitamine und Mineralstoffe enthalten.

**Lernstörungen:** Beeinträchtigung der Merkfähigkeit, häufig bedingt durch orthomolekularen Mangel, d.h. Mangel an Vitaminen, Mineralstoffen, Aminosäuren.

**Leukozyten:** Sammelbegriff für die weißen Blut- und Lymphzellen. Man unterscheidet die Leukocyten-Arten nach ihrer speziellen Funktion in -> Monocyten, -> Lymphocyten und -> Granulocyten.

**Lymphatische Organe:** Die lymphatischen Organe enthalten -> Lymphocyten in verschiedenen Entwicklungsstadien. Als primäre lamphatische Organe bezeichnet man die Syntheseorte der Lymphocyten (Thymus, Knochenmark), als sekundäre lymphatische Organe die Orte der Immunzellreifung und -differenzierung (z.B. Milz, Peyer-Plaques, Lymphknoten).

**Makrophagen:** Im Dienst der Abwehr stehende, bewegliche Zellen, gehen aus den -> Monocyten hervor. Besitzen die Fähigkeit krankheitserrgeende Mikroorganismen und größere Elemente abgestorbener Körperzellen aufzunehmen und verdauen zu können. Präsentieren Fragmente mit antigenen Eigenschaften und aktivieren so das Immunsystem.

**Malabsorption:** Mangelhafte Aufnahme von Nahrung oder Nahrungsbestandteilen durch die Wand des Verdauungstraktes.

**Mangelkrankheiten:** Erkrankung infolge von Fehlernährung, d.h. zuviel oder zuwenig Zufuhr bestimmter Nährstoffe.

**Masern:** (Morbilli), Viruskrankheit mit Fieber, Entzündungen der Schleimhäute (Bronchien) und Bindehautentzündung, besonders im Kindesalter auftretend. Verbunden mit charakteristischen rötlichen Ausschlägen, die sich über den ganzen Körper ausbreiten.

**Medikamentenabusus:** Übermäßiger Gebrauch, Mißbrauch von bestimmten Arzneimitteln.

**Megadosen:** große bis übergroße Mengen, z.B. in der Vitamintherapie werden statt der empfohlenen Milligrammdosis häufig mehrere Gramm täglich verabreicht.

**Membranlipide:** Fettähnliche Stoffe, die in den Zellmembranen verankert sind.

**Mengenelemente:** Mineralstoffe, die im größeren Mengen von Pflanzen, Tieren und Menschen für Stoffwechselfunktionen und als Bauelemente benötigt werden. Die erforderliche tägliche Zufuhr liegt über 100mg pro Tag.

**Mesenchym:** Sogenanntes embryonales, ursprüngliches Bindegewebe. Verband sternförmig verzweigter Zellen, aus dem eine Vielzahl von Organen und Geweben hervorgeht: Knochen, Muskeln, Sehnen, Bänder, Blutzellen, Milz, Lymphsystem usw..

**Metastasen:** Tochtergeschwülste. Durch Verbreitung von Zellen der Muttergeschwulst enstehen an anderer Körperstelle Geschwulste aus dem gleichen Krankheitsprozeß.

**Mikrobiologische Therapie:** Symbioselenkung, Therapie mit dem Ziel, die natürliche Darmflora wieder aufzubauen. Dieses geschieht durch Verabreichung der lebenden Leitformen der Bakterienkulturen.

**Mineralstoffe:** Zusammenfassender Begriff für -> Mengen- und -> Spurenelemente. Mineralstoffe haben im Körper sehr vielfältige Aufgaben: Aufrechterhaltung des -> Elektrolythaushaltes, Bildung von Gerüstsubstanzen (Knochen und Zähne), als Bestandteil vieler Enzyme u.a.m.

**Mitochondrien:** „Kraftwerke" der Zelle. Bewegliche Zellorgane von kugelförmiger bis stäbchenartiger Gestalt. Enthalten in ihrem Röhrenwerk Multienzymsysteme, die der Bereitstellung von Energie und dem Auf- und Abbau vieler Stoffe dienen.

**Moleküle:** Moleküle sind die kleinsten Einheiten einer Verbindung, die noch die Eigenschaften dieser Verbindung aufweisen, bestehend aus mindestens zwei gleichartigen oder verschiedenen Atomen. Man unterscheidet nieder- und hochmolekulare Verbindungen. Letztere, die Makromoleküle, bestehen aus mehr als 1000 Atomen.

**Monosaccharide:** Zucker, die nur aus einem zuckerartigen Baustein bestehen, z.B. Glucose (Traubenzucker, Fructose (Fruchtzucker).

**Monozyten:** Im Dienste der Abwehr stehende Zellen, zu den Leukocyten gehörend. Die Monocyten sind bewegliche Zellen, die sich durch eine hohe Bereitschaft zur -> Phagocytose auszeichnen. Monocyten sind die Vorstufe der -> Makrophagen.

**Myoglobin:** Roter Farbstoff der Muskulatur. Ein dem -> Hämoglobin sehr ähnliches Protein. Es enthält wie dieses Eisen. Aufgabe des Myoglobins ist die Speicherung und Bereitstellung von Sauerstoff für die Muskelarbeit.

**NAD:** Abk. für Nikotinamid-Adenin-Dinukleotid. Ein an zahlreichen Oxidations- und reduktionsreaktionen beteiligtes Coenzym. Die Bedeutung des NAD für den Körper verdeutlicht, wie wichtig Vitmain B3 (Nikotinamid) für den Körper ist.

**NADP:** Abk. für Nikotinamid-Adenin-Dinukleotid-Phosphat. Ähnlich wie das NAD aufgebaut, enthält einen zusätzlichen Phosphatrest. Spielt eine wichtige Rolle bei der Fettsäure- und Steroidsynthese.

**Nährstoffmängel:** Mangel an Fetten, Eiweißen, Mineralstoffen oder Vitaminen. Die Zufuhr dieser Substanzen liegt unter dem für die Erhaltung der Leistungsfähigkeit berechneten Bedarf.

**Nährstoffsupplement:** Mittel, welches zur ergänzenden Aufnahme bestimmter Nährstoffe eingenommen wird.

**Neuralgien:** Nervenschmerz ausgelöst durch einen Reizzustand der Nerven, ohne krankhafte Veränderungen. Im Bereich der betroffenen Nerven tritt eine schmerzhafte Muskelkontraktion auf.

**Neuropathien:** Durch Störungen im Nervensystem bedingte Erkrankung, wobei die Symptome Organkrankheiten vortäuschen können.

**Neurotransmitter:** Überträgerstoffe im Nervensystem. Dienen der Weiterleitung und Kontrolle der Erregungen von Nervenzelle zu Nervenzelle oder von Nervenzelle zum Erfolgsorgan.

**Neutrophile Granulozyten:** Eine Art der -> Leukocyten, die besonders leicht mit neutralen Farbstoffen angefärbt werden können.

**Nierensteine:** Ablagerungen von festen Gebilden aus verschiedenen Mineralsalzen in der Niere.

**Nitrosamine:** Reaktionsprodukte sekundärer Amine. In vielen Nahrungsmitteln in geringen Mengen - meist zum Konservieren - enthalten. Können in hohen Konzentrationen Krebs erzeugen.

**Noradrenalin:** Überträgerstoff im Nervensystem, wird im Nebennierenmark und an den sympatischen Synapsen gebildet. Ist für die Anpassung des Blutkreislaufes an die jeweilige Situation zuständig.

**Obstipation:** Stuhlverstopfung, erschwerte Stuhlentleerung infolge Erschlaffung der Darmwand oder Krampf der Darmmuskulatur (z.B. bei Kaliummangel).

**Osteoporose:** Knochenschwund mit Erweiterung der Markräume, durch unzureichende Produktion an Knochengewebe, infolge eines gestörten Calcium- und Phosphathaushaltes. Ursachen für eine Osteoporose können eine langanhaltende Glucocorticoidtherapie, Calcium- oder Phosphatverwertungsstörungen sein.

**Oxidation:** Ursprünglich Reaktionen von Elementen und Verbindungen unter Aufnahme von Sauerstoff. Später wurden grundsätzlich Elektronenübergangsreaktioenn unter Abgabe von Elektronen, auch ohne Beteiligung von Sauerstoff, als Oxidation bezeichnet.

**PABA:** Abk. für para-Aminobenzoesäure. Wichtiger Baustein im Organismus, z.B. als Bestandteil der Folsäure. Derivate der PABA werden als Lichtschutzsubstanzen verwendet.

**Parodontitis:** Lockerung und Verlust der Zähne nach Entzündung des Zahnfleischsaumes in Verbindung mit Zahnsteinablagerung und Bildung von eitrigen Zahnfleischtaschen.

**Parodontose:** Zahnfleischschwund und Lockerung der Zähne, jedoch im Gegensatz zur Parodontitis ohne entzündliche Reaktion.

**Pellagra:** Vitaminmangelkrankheit bei Unterversorgung mit Nicotinsäureamid und Vitamin B2. Äußert sich hauptsächlich in Haut- und Schleimhautentzündungen, Verdauungsstörungen und degenerativen Veränderungen des zentralen Nervensystems. Mängel entstehen bei einseitiger Ernährung, z.B. mit viel Mais.

**Periphere Durchblutungsstörungen:** verringerte Durchblutung der äußeren Körperregionen, wie z.B. der Arme und Beine.

**Perniziöse Anämie:** Perniziös: verderblich, gefährlich, bösartig. Anämie: Blutarmut. Die perniziöse Anämie ist eine Form der Blutarmut, die nach langanhaltendem Vitamin-B12-Mangel auftritt und durch auffallend große rote Blutkörperchen gekennzeichnet ist. Ursache für den Vitamin-B12-Mangel ist das Fehlen des -> intrinsic factors.

**pH - Wert:** Säuregrad. Der pH-Wert ist eine Maßzahl für den Gehalt einer Flüssigkeit an Wasserstoffionen. Er gibt definitionsgemäß den negativen dekadischen Logarithmus der Wasserstoffionenkonzentration wieder, z.B. bei einer Wasserstoffionenkonzentration von 0,001 mol/l ist der pH-Wert gleich 3. Je niedriger der pH-Wert, desto „saurer" ist die Lösung.

**Phagozytose:** Die Phagozytose bezeichnet die Aufnahme von festen oder korpuskulärem Material durch eine Zelle. Dabei umfließt die Zelle das aufzunehmende Material. Das Material befindet sich schließlich von einer Membran umhüllt im Inneren der phagozytierenden Zelle und wird dann verdaut. Zur Phagocytose fähig sind insbesondere einige Zellen des Immunsystems, wie die Makrophagen.

**Phospholipide:** Sammelbegriff für phosphathaltige Fettstoffe. Wichtiger Vertreter ist das Lezithin. Phospholipide sind Bestandteil der Zellmembranen und der im Blut und Plasma transportierten Lipoproteinkomplexe.

**Plasmaspiegel:** Der Plasmaspiegel kennzeichnet die Konzentration eines Stoffes (Arzneistoffes) im Plasma, der Blutflüssigkeit ohne die Blutzellen.

**Polysaccharide:** Hochpolymere Kohlenhydrate, die nur einen Baustein (Glucose, Fructose oder Galaktose) enthalten. Wichtige Vertreter sind Stärke, Cellulose, Inulin.

**PP:** Abk. für Pellagra Preventing, Maßnahmen, um der -> Pellagra vorzubeugen.

**Primaten:** „Herrentiere", die bei den Säugetieren höchststehende Ordnung. Zu den Primaten gehören die Menschen, Halbaffen und Affen.

**Prostaglandine:** Cyclisierte Fettsäuren mit 20 Kohlenstoffatomen mit vielfältigen Wirkungen. Die Prostaglandine spielen z.B. eine Rolle im Entzündungsgeschehen, bei der Bronchokonstriktion und im allergischen Geschehen. Ausgangstoffe für die Prostaglandinsynthese sind ungesättigte C20-Fettsäuren.

**Proteinbiosynthese:** Aufbau von Eiweißstoffen in den Zellen des lebenden Organismus im Rahmen des physiologischen Prozesses.

**Proteine:** Hochpolymere Eiweißstoffe mit zahlreichen lebenswichtigen Funktionen im Organismus (Aufrechterhaltung des osmotischen Druckes des Blutes; Bausteine von Kollagen, Keratin; die Enzyme bestehen fast ausnahmslos aus Proteinen; die kontraktilen Elemente der Muskulatur sind Proteine.) Bausteine der Proteine sind die -> Aminosäuren.

**Proteoglycane:** Verbindung aus Proteinen und Zuckern. Bestandteil von Membranen.

**Provitamin:** Vorstufe eines Vitamins, aus der sich im Körper durch Einwirkung von chemischen oder physikalischen Faktoren das eigentliche Vitamin bilden läßt.

**Rachitis:** „englische Krankheit", Erkrankung des Skelettsystems des wachsenden Kindes. Die Ursachen liegen meist in einer unzureichenden Calcium-, Phosphor- oder Vitamin-D-Versorgung. Durch unzureichende Verknöcherung der Knorpelgrundsubstanz kommt es zu Verbiegungen der Röhrenknochen, Verdickung der Röhrenknochenendstücke (Epiphysen), Rückgratverkrümmung und erhöhter Bereitschaft zu Knochenbrüchen.

**Radikalfänger:** Als Radikalfänger werden Stoffe bezeichnet, die in der Lage sind, die aggressiven freien Radikale zu binden oder in unschädliche Produkte umzuwandeln.

**RDA:** Abk. für „Recommanded Dietary Allowances", wünschenswerte tägliche Dosen.

**Resorption:** Unter Resorption versteht man den Übertritt von verdauten Nahrungsbestandteile und Flüssigkeiten aus dem Magen-Darm-Kanal in die Blut- und Lymphbahn.

**Retikuloendotheliales System:** Ein Teil des komplex organisierten Immunsystems. Zum RES werden die Retikulumzellen (mit Fortsätzen versehene Zellen, die miteinander in Verbindung stehen und so ein schwammartiges Gewebe bilden) und Zellen des Knochenmarks, der Milz, der Leber, der Lymphknoten und der Mandeln. Diese Zellen sind Freß- und Speicherzellen und sind an der Antikörperproduktion beteiligt.

**RNA:** Abk. für Ribonukleinsäure bzw. engl. -acid. Unterscheidet sich von der -> DNA im Zuckerbaustein und enthält eine in der DNA nicht vorkommende Nukleinsäure.

**Saccharose:** Die Saccharose ist das bekannteste Disaccharid, bestehend aus jeweils einem Molekül Glucose und Fructose. Bekannteste Quellen sind Zuckerrohr („Rohrzucker") und Zukkerrübe.

**Säure - Base - Gleichgewicht:** Aufrechterhaltung des physiologischen -> pH-Wertes im Blut durch Pufferung (Bindung von Wassserstoffionen), Atmung und Ausscheidung von Wasserstoffionen über die Niere.

**Schadstoffe:** Körperfremde Stoffe, die störend in physiologische Gleichgewichte eingreifen, indem sie Stoffwechselreaktionen behindern oder Zellen verändern.

**Schizophrenie:** Mit dem Begriff Schizophrenie wird eine vielschichtige Störung der Persönlichkeit mit charakteristischen Veränderungen des Denkens, Fühlens und der Beziehung zur Umwelt. Man spricht auch von einer gespaltenen Persönlichkeit.

**Schwermetalle:** Metalle mit einer Dichte über 5. Es sind 68 Schwermetalle bekannt. Alle zu den Metallen zählenden lebensnotwendigen Spurenelemente gehören zur Gruppe der Schwermetalle.

**Skorbut:** Vitamin-C-Mangelerkrankung, die sich durch Zahnfleischbluten (Zahnausfall), Skelettveränderungen, Störung der Verknöcherung, Hautblutungen und erhöhter Infektanfälligkeit äußert.

**Spektralphotometrie:** Meßverfahren, mit dem die durch eine Substanz verursachte Schwächung des Lichtstrahls erfaßt wird. Hierzu wird die von einem Stoff ausgesandte Strahlung mittels eines Prismas oder Beugungsgitters zerlegt.

**Spurenelemente:** Zu den Mineralstoffen zählende lebensnotwendige Elemente, die im Organismus in sehr geringen Konzentrationen, eben in Spuren, nachzuweisen sind. Die Spurenelemente spielen u.a. eine wichtige Rolle für die Aktivität von Enzymen. Die erforderliche tägliche Zufuhr liegt unter 100 mg pro Tag.

**Stärke:** Pflanzliches Speicherkohlenhydrat. Besteht nur aus Glukosemolekülen, die auf zwei verschiedene Arten miteinander verbunden sind. Stärke ist für den menschlichen Organismus nur langsam abbaubar.

**Stoffwechselerkrankungen:** Krankheiten, deren Ursache in Stoffwechselstörungen liegt oder deren Verlauf durch diese Störungen maßgeblich bestimmt wird. Diese Stoffwechselstörungen können sowohl erblich, enzymatisch als auch ernährungsbedingt sein.

**Suchtkrankheiten:** Krankheiten, die infolge einer Sucht, d.h. einer periodischen oder chronischen Vergiftung mit Alkohol, Arzneimitteln oder Drogen aller Art, auftreten.

**Superoxiddismutase:** Enzym, welches die bei entzündlichen Prozessen vermehrt auftretenden toxischen Superoxidradikale abfängt. Auf diese Weise werden Folgereaktionen, die durch solche Radikale verursacht werden im Ansatz unterbunden. Ein prophylaktischer Einsatz bei Bestrahlungen ist ebenfalls angezeigt.

**Suppressorzellen:** Untergruppe der -> T-Lymphocyten mit der Fähigkeit die Immunreaktion anderer immunkompetenter Zellen zu unterdrücken. Viele allergische Reaktionen beruhen auf einer dezimierten Anzahl oder Aktivität der Suppressorzellen.

**Synapse:** Der Erregungsübertragung dienende Kontaktstruktur zwischen Nervenendigung und Empfänger- bzw. Effektorzelle. Es werden Synapsen unterschieden die nach Erregungsleitung eine erregende oder hemmende Wirkung aufweisen.

**T - Lymphozyten:** Neben den -> B-Lymphocyten die zweite immunologisch bedeutsame Lymphocytenpopulation. Die T-Lymphocyten stammen von einer Knochenmarkstammzelle ab und erfahren in der Thymusdrüse ihre immunologische Schulung. Im Gegensatz zu den B-Zellen produzieren sie keine Antikörper, sondern setzen biologisch aktive Faktoren frei. Die T-Zellen werden nach ihren verschiedenen Funktionen in cytotoxische Effektorzellen, Helferzellen und -> Suppressorzellen unterteilt.

**Thrombosegefahr:** Die Gefahr des örtlichen Verschlusses eines Gefäßes besteht bei Schädigung der Gefäßwand (eine rauhe Gefäßwand behindert den Blutstrom), Verringerung der Strömungsgeschwindigkeit des Blutes oder erhöhter Gerinnungsneigung des Blutes.

**Thrombozyten:** Blutplättchen. Formbestandteile des Blutes von sehr kurzer Lebensdauer (1-2 Wochen). Entstehen durch Abschnürung aus Knochenmarksriesenzellen. Im Mikroskop sichtbar als kernlose, runde oder ovale Scheiben. Ihre Funktion besteht in der sofortigen Blutungsstillung nach Verletzung durch Freisetzung gerinnungsaktiver Faktoren.

**Thymusdrüse:** Lympatisches Organ mit zentraler Stellung für immunologische Reifung und Antikörperproduktion. Weitere wichtige Funktionen liegen auf dem Gebiet der biologischen und sexuellen Reifung.

**Toxische Dosis:** Dosis einer bestimmten Substanz, bei welcher Giftwirkungen auftreten. Als Maßzahl ist die LD 50 von Bedeutung. Sie gibt an, welche Dosis bei 50% der Testpopulation zum Tode führt.

**Toxizität:** Giftigkeit, Giftwirkung verschiedenartiger Substanzen. Das Ausmaß der Toxizität wird durch die toxischen Dosen festgelegt.

**Traubenzucker:** -> Glucose

**Triglyceride:** Chemische Bezeichnung für die Verbindung von einem Molekül Glycerin mit drei Fettsäuremolekülen.

**Überdosierung:** Eine über der therapeutisch empfohlenen Dosis liegende eingenommene Menge. Unerwünschte Wirkungen können, müssen aber noch nicht auftreten.

**Ungesättigte Fettsäuren:** Fettsäuren, die noch nicht mit Wasserstoff abgesättigt sind, enthalten -> Doppelbindungen.

**Unterernährung:** Fehlernährung im Sinne einer mangelhaften Zufuhr von energetisch bedeutungsvollen Nährstoffen. Bei chronischer Unterernährung kommt es zum Abbau der natürlichen Fettpolster und des Eiweißes. Herabgesetzte Leistungsfähigkeit, schlechter Gesundheitszustand und mangelnde Widerstandskraft sind die Folge.

**UV - Bestrahlung:** Einwirkung von UV-Strahlung, die von der Sonne oder von künstlichen Lichtquellen ausgeht. In physiologischen Dosen wichtig für die Vitamin-D-Produktion, bei zu starker Einwirkung Schädigung der -> DNA und krebserregende Wirkung.

**Vasokonstriktorischer Effekt:** gefäßverengende Wirkung.

**Vegetatives Nervensystem:** autonomes, nicht von der Willkür zu beeinflussendes Nervensystem. Verantwortlich für die Koordination wichtiger Lebensfunktionen, wie Atmung, Verdauung, Stoffwechsel, Sekretion, Fortpflanzung u.a..

**Vergiftungen:** Erkrankung des Organismus durch äußerliche Einwirkung von Giften oder Stoffwechselprodukten von Bakterien, Viren und Pilzen.

**Vitaminähnliche Wirkstoffe:** Wirkstoffe, die aufgrund ihrer Funktion und Wirkung im Organismus den Vitaminen zugeordnet werden können, ohne selber Vitamine zu sein.

**Vitaminbedarf:** Menge an Vitaminen, die täglich zugeführt werden muß, um die Körperfunktionen aufrechtzuerhalten. Der Vitaminbedarf ist abhängig von Alter, Wachstumsintensität und Leistung.

**Vitamine:** Verbindungen, die der Körper nicht selber produzieren kann, sondern die mit der Nahrung zugeführt werden müssen. Die Vitamine sind beteiligt an der Erhaltung der Zellstruktur und dienen als -> Coenzyme in Stoffwechselreaktionen. Man unterscheidet die -> fettlöslichen von den -> wasserlöslichen Vitaminen.

**Vitaminstatus:** Aktuell aufgenommener Körperbestand an Vitaminen.

**Wasserlösliche Vitamine:** Vitamine, die eine höhere Affinität zum wässrigen Medium aufweisen. Die wasserlöslichen Vitamine sind im Gegensatz zu den fettlöslichen vom Körper nicht speicherbar.

**Wundheilung:** Komplexer Vorgang zur Wiederherstellung der Haut nach Verletzung. Bei einer Schnittverletzung verkleben die Wundränder miteinander und verwachsen unter Ausbildung einer bindegewebigen Narbe. Bei großflächigeren Wunden bildet sich Schorf, unter dem sich dann Granulationsgewebe und neues Epithel bilden. Der Schorf wird dann abgestoßen. Bei Komplikationen geht die Wundheilung mit Eiterung einher.

**Zellschutz:**Maßnahmen, die die Zelle vor dem Einfluß schädigender Substanzen oder Stoffe bewahren, z.B. Einnahme von Selen, Vitamin E oder Vitamin C.

**Zelluläres Immunsystem:** Steht im Gegensatz zum -> humoralen Immunsystem, wo stoffliche Faktoren die Effektoren sind. Zum zellulären Immunsystem gehören die zur -> Phagocytose fähigen Makrophagen und die -> T-Lymphocyten.

**Zivilisationskrankheiten:** Krankheiten, die als Folge der Errungenschaften der Zivilisation auftreten. Als Zivilisationskrankheit Nr.1 werden die Koronaren Herzkrankheiten angesehen, die infolge falscher und zu reichhaltiger Ernährung und hohem Tabak- und Alkoholkonsum auftreten.

**Zuckerstoffwechsel:** Zusammenfassende Bezeichnung für alle mit dem Auf- und Abbau von Zucker verbundenen Stoffwechselreaktionen.

# VERWENDETE LITERATUR

Bartsch, H.: Vitamin E schützt vor schädlichen Sauerstoffradikalen. Die neue Ärztliche Nr. 64, 1989

Braverman, E.R.: The Healing Nutrients Within. Keats Publ. Inc., New Canaan, Conn., 1987

Buddecke, E.: Grundriß der Biochemie. 8. Auflage, 1989, Verlag Walter de Gruyter

Buddecke, E.: Pathobiochemie. 2. Auflage, 1983, Verlag Walter de Gruyter

Burgerstein, L.: Heilwirkung von Nährstoffen. 5. Auflage, 1988, Karl Haug- Verlag

Cathcart, R.F.: Vitamin C and the Treatment of Acquired Immune Deficiency Syndrome (AIDS). Medical Hypotheses 14, 1984, S. 423 - 433

Daniel, H.; Benterbusch, R.: Ernährung und Immunsystem. Deutsche Apothekerzeitung, 131. Jahrg., Nr. 3, 1991, S. 61 - 71

Davis, A.: Let's Eat Right to Keep Fit. G. Allen and Unwin, London, 1971

Duden „Wörterbuch medizinischer Fachausdrücke". 1985, Thieme-Verlag

Esterbauer,H.; Gey, F.K.; Fuchs, M.R.C.; Sies, H.: Antioxidative Vitamine und degenerative Erkrankungen. Deutsches Ärzteblatt 87, Heft 47, 1990, S. 2620 - 2624

Evans v. Metternich, D. R.: Neue Perspektiven in der Selenforschung. Orthomolekular Nr. 5, 1989, S. 189 - 195

Frei, B.; England, L.; Ames, B.N.: Ascorbate is an outstanding antioxidant in human blood plasma. Proc. Natl. Acad. Sci. USA, 86, 1989, S. 6377 - 6381

Glomset, J.A.: Fish, Fatty Acids and Human Health. New Engl. Journ. Med. 312, 1985, S. 1253 - 1254

Goodnight, S.H.; Harris, W.S.; Connor, W.E.; Illingworth, D.R.: Polyunsaturated Fatty acids, Hyperlipidemia, and Thrombosis. Arteriosclerosis 2, 1982, S. 87 - 113

Hoffer. A.; Osmond, H.: The Chemical Basis of Clinical Psychiatry. Charles C. Thomas, Springfield, Ill., 1960

Kalbhen, B.: Arthrose im Einfluß von Ernährung und Stoffwechsel. 1990, pmi-Verlag

Kuschinsky, G.; Lüllmann, H.: Kurzes Lehrbuch der Pharmakologie. 11. Auflage, 1987, Georg Thieme-Verlag

Löffler, G.; Petrides, P.E.; Weiss, L.; Harper, H.A.: Physiologische Chemie. 4. Auflage, 1988, Springer-Verlag

Menden,E.: Wie funktioniert das? Die Ernährung. 1990, Meyers Lexikonverlag

Pauling, L.: Linus Paulings Vitaminprogramm. 1. Auflage, 1986, Verlag C. Bertelsmann

Rimland, B.: Nutritional Medicine vs. Toxic Medicine. Let's Live, März, 127–128, 1979

Roche: Lexikon der Medizin. 2. Auflage, 1987, Hoffmann-La Roche AG und Urban & Schwarzenberg

Sanders, T.A.B.: Influence of fish-oil supplements on man. Proc. of the Nutr. Soc. 44, 1985, S. 391 - 397

Schacky, C.v.; Siess, W.; Lorenz, R.; Weber, P.C.: Ungesättigte Fettsäuren, Eicosanoide und Atherosklerose. Internist 25, 1984, S. 268 - 274

Steinberg, Ch.: American Association Archives of Surgery, No. 63, 1951, S. 824 - 833

Wiedemann, M.: Der Gesundheit auf der Spur. 1. Auflage, 1989, Ariston-Verlag

Williams. R.J.: Biochemical Individuality. University of Texas Press, Austin, 1975

Yudkin,J.: Sweet and Dangerous. Peter H. Wyden, New York

# Index

## A

## B



## C

## D

## E



## F

## G

## H

## I



## J



## K

## L

## M

## N

## O



## P

## Q



## R

## S

## U



## V

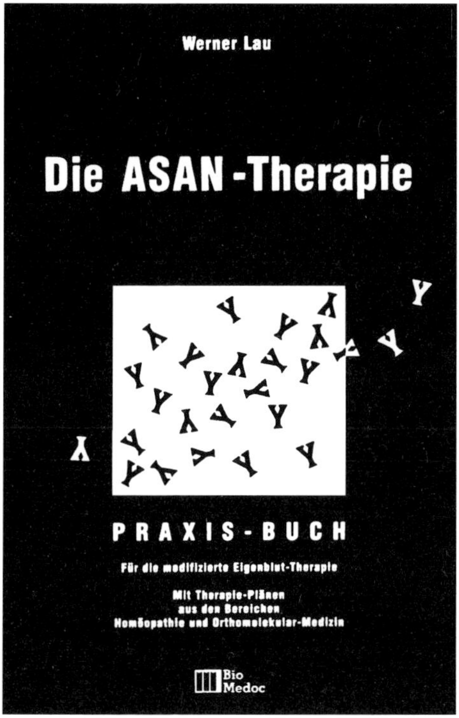


# Die ASAN-Therapie

**von Werner Lau**

1991, 284 Seiten
ISBN 3-928486-00-4

Das Buch »Die ASAN-Therapie« ist ein überaus nützliches **Handbuch für die tägliche Praxis.** Der Ratgeber enthält umfangreiche Einführungen in die Therapie mit oralen **Autonosoden** (ASAN), parenteralen Autonosoden (BERA-Ampullen) und in die **klassische Homöopathie** und **Orthomolekularimmunologie.**

**Ein umfassender Therapieteil mit über 70 Indikationen** gibt Anregungen für Ganzheitstherapiekonzepte. »Die ASAN-Therapie« zeigt einen Weg aus dem immunologischen Dilemma unserer Zeit. Den meisten Erkrankungen, die in der täglichen Praxis aktuell sind, liegen immunologische Defekte zugrunde.

Dieses Buch ist der Leitfaden für ein erfolgreiches **Immuntraining mit modifiziertem Eigenblut.** Neben Hinweisen und Dosierungsschemata für Autonosoden in der oralen und parenteralen Applikation, wird das Therapiekonzept abgerundet durch Vorschläge für die **homöopathische Individualrezeptur** oder die Anwendung homöopathischer Fertigpräparate. Ergänzt wird die Information durch Empfehlungen für eine begleitende Behandlung mit orthomolekularer Medizin.

Immuntraining mit modifizertem Eigenblut
*(»Antigen feeding works like a vaccine.« SCIENCE, vol. 252, p. 27, 1991) z. B. bei:*

- **Allergien** (wie Asthma, Heuschnupfen, Nahrungsmittelallergien)
- **Neurodermitis**
- **Akne**
- **Immunschwächen**
- **Psoriasis**
- **Rheumatischer Formenkreis**

Das Buch »Die ASAN-Therapie« hat alle Vorzüge, die ein guter Ratgeber für die Praxis haben sollte. Es ist umfassend, gut verständlich, übersichtlich und enthält alle für eine schnelle Entscheidung notwendigen Ratschläge. Deshalb sollte dieses Buch in keiner Praxis fehlen.

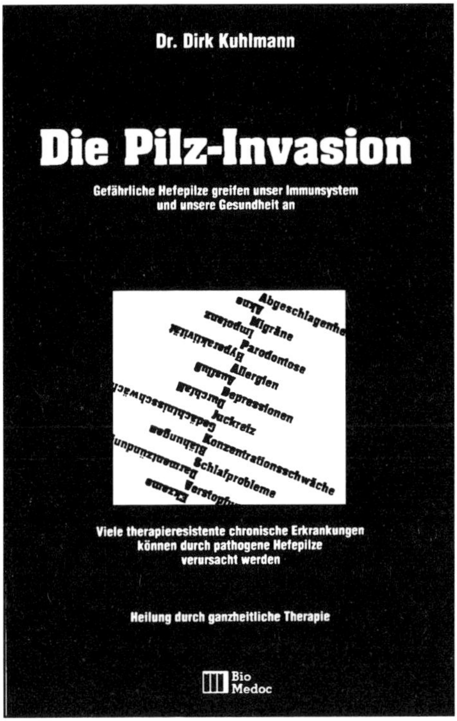


# Die Pilz-Invasion

von Dr. Dirk Kuhlmann

1991, 198 Seiten
13 Abb., 10 Tab.
ISBN 3-928486-01-2

Ein Phänomen unserer Zeit ist die rasante Ausbreitung von Pilzinfektionen in einem bisher ungeahnten Ausmaß. Nahezu die Hälfte der Bevölkerung gilt heute als pilzinfiziert. Wie wir inzwischen wissen, sind pathogene Hefepilze in der Lage, das vorderste Abwehrsystem des Menschen, die Schleimhautbarriere, zu durchbrechen, das Immunsystem gezielt zu schwächen und den ganzen Körper mit Pilzgiften (Mykotoxinen) zu überfluten. Die Folgen sind verschiedenartige, meist chronische und häufig als therapieresistent verkannte Krankheitsbilder.

Folgende Symptome können z. B. auftreten:

**Abgeschlagenheit, Konzentrationsschwäche, Blähungen, Darmentzündungen, Verstopfung, Juckreiz, Impotenz, Migräne, Allergien, Ekzeme, Parodontose, Depressionen, Gedächtnisschwäche, Durchfall, Hyperaktivität, Ausfluß, Schlafprobleme, Akne**

Die gründliche Diagnose, die Aufdeckung der Hintergründe und ein ganzheitliches Therapiekonzept machen chronische pilzbedingte Krankheiten heilbar.

Dieses Buch bietet:
- umfassende Informationen zur Pilzproblematik
- eine handfeste und für jeden verständliche und leicht durchzuführende Therapie

Aus dem Inhalt

- **Vorwort von Dr. G. Ohlenschläger**
- **Der Pilzteufelskreis**
- **Die pilzassoziierten Krankheiten**
- **Ist Ihr Problem ein Hefepilzproblem? – Ein Schnelltest**
- **Ist Ihr Problem ein Schimmelpilzproblem? – Ein Schnelltest**
- **Das spezielle Pilzproblem der Frauen**
- **Welche Faktoren begünstigen Pilzinfektionen?**
- **Die Giftküche im Darm**
- **Hefepilze und Krebs?**
- **Hefepilze und Karies/Parodontose?**
- **Antibiotika und Kortison**
- **Ursachen der Allergie**
- **Sexualität und Genitalmykosen**
- **Wie funktioniert unsere körpereigene Abwehr?**
- **Das Immunorgan Darm und die Darmsymbiose**
- **Die erfolgreiche Pilzbekämpfung / der Therapieplan**
- **Die Anti-Pilz-Diät**
- **Der Wiederaufbau des Immunsystems das „immunologische Training"**
- **Die orthomolekulare Therapie / die Therapie mit Nährstoffen**

»Dieses hochaktuelle Zeit- und Gesundheitsproblem wird im vorliegenden Buch, in einer auch für den interessierten Laien gut verständlichen Art, einer breiten Öffentlichkeit nahegebracht.«

*Dr. med. G. Ohlenschläger*

Bio Medoc